発表が楽しくなる!

研究者の劇的プレゼン術

著／堀口 安彦
（大阪大学微生物病研究所）

見てくれスライド論＆よってらっしゃいポスター論と
聴衆の心をつかむ講演技術

羊土社
YODOSHA

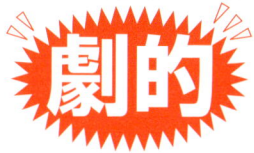

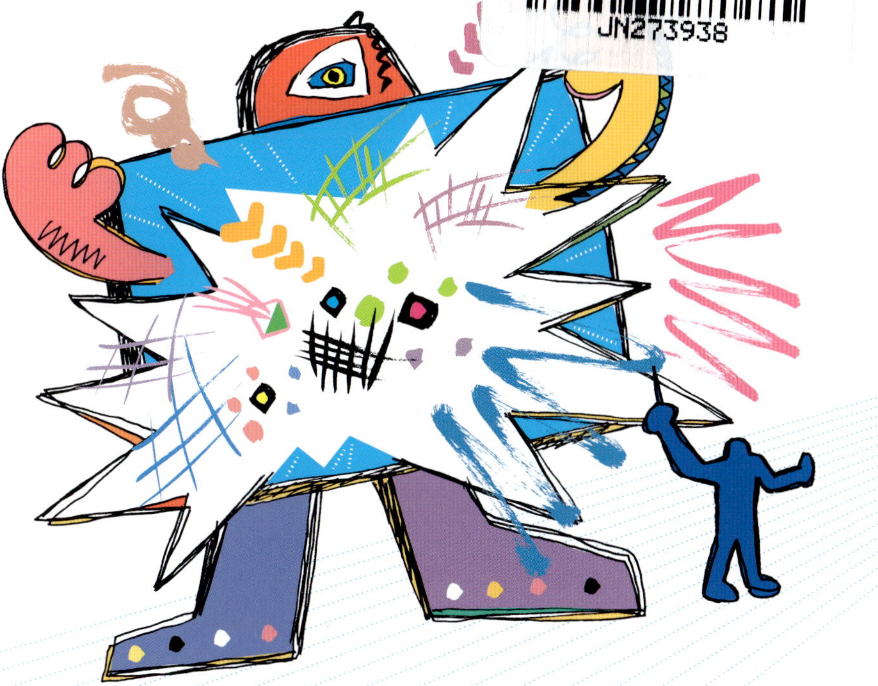

【注意事項】本書の情報について──────────────────────────
　本書に記載されている内容は，発行時点における最新の情報に基づき，正確を期するよう，執筆者，監修・編者ならびに出版社はそれぞれ最善の努力を払っております．しかし科学・医学・医療の進歩により，定義や概念，技術の操作方法や診療の方針が変更となり，本書をご使用になる時点においては記載された内容が正確かつ完全ではなくなる場合がございます．また，本書に記載されている企業名や商品名，URL等の情報が予告なく変更される場合もございますのでご了承ください．

まえがき

　ある日，テレビ好きの筆者はいつものようにテレビを見ていた．その番組は時事問題を取り上げる一種の討論番組で，この日は「地球温暖化問題」がテーマに取り上げられていた．思えば，このテレビ番組が，筆者に本書を上梓させるきっかけを作ったのかもしれない．

　そもそも地球温暖化は本当に進んでいるのだろうか？　番組はこの点について討論するところから始まった．最初に，地球温暖化に警鐘を鳴らす科学者と地球温暖化など関連業界が利益を得るために作り上げた虚構にすぎないとする科学者が登場して，持参した科学的データを元にそれぞれの主張を解説し，その後に両者が討論し，さらに出演者が質問やコメントをしてみんなで考えましょう，そんな番組の流れであった．

　無論，地球温暖化の問題は，テレビの1番組で解決するほど底の浅い話ではない．しかし，この番組に限って言えば，提示されたデータの科学的客観性から鑑みて，どう考えても地球温暖化を虚構とする科学者の主張には無理があった．筆者も科学者の端くれである．それくらいのデータの解釈はできる．しかし筆者の思いをよそに，番組内では地球温暖化虚構論が多くの出演者たちに受け入れられ，それが番組の中心的な話題になった．

　どうしてそんなことになったのか？　筆者の見たところ，プレゼンテーションの巧拙が明らかに議論に影響を与えたようだった．地球温暖化に警鐘を鳴らす科学者は，専門用語を連発し，データの読み取り方の説明を省き，仏頂面で司会のアナウンサー氏に挑みかかるような調子で自説を展開した．解説に用いたフリップの図表もわかりにくくて良くなかった．一方，虚構論の科学者はたとえ話を交えながら面白おかしくトークを繰り広げて，どうやら出演者を自分の主張に引き込むのに成功した．

　エンターテイメント性の強いテレビ番組のこと，この出来事自体は大したことではないのかもしれないが，地球温暖化警鐘派の科学者のことを思って，筆

者は少し暗澹たる気持ちになった．この科学者氏は，司会の紹介によると高名な先生のようだった．用意された研究データは検証性に富んでいて（虚構論の科学者氏のそれよりも）説得力があったのに，プレゼンが拙いばかりに悔しい思いをされたに違いない．この人は，テレビを通じて多くの視聴者に自説を訴える恰好のチャンスを，プレゼンが下手というだけで棒に振った．なぜしっかり準備しなかったのだろう？　番組終了後，このことばかりが筆者の頭に残った．

　翻って，学会などの科学コミュニティーに目を向けると，しかし実は学者による拙いプレゼンテーションは日常茶飯で，今に始まったことではない．筆者の研究室内を見ても，教室員の自己流のわけのわからないプレゼンが横行していた．もしかすると，研究者というのはあまり真面目にプレゼンテーションというものを考えていないんじゃないか？　プレゼンテーションの巧拙は，もっぱら個人の趣味とか資質に影響されるとか，そんな安易なことを思っているんじゃないか？　そう感じて「プレゼンテーションを考える」ことをテーマにプレゼンテーション論を個人的なブログで書き始めたのが2009年の2月であった．それが羊土社の方の目にとまり，まず月刊誌『実験医学』に連載をさせていただき，さらにこのたび本書を上梓させていただくことにまでなったのである．

　個人的なブログで気軽に始めた話を一冊の本にまとめあげるために，議論を自分で再検証し，さらに大部の書き増しをするために改めて学会の口頭発表やポスター発表の会場を見回して論点を探り直したりして，筆者自身はずいぶんと勉強になった．その結果を書きまとめたのが本書である．執筆当初は学生さんや初学者の方々を読者に想定していたのだが，書き上がってみると，プレゼンテーションに関わる読み物として，もしかするとどなたにも楽しんでいただけるのではないか，と密かに思ったりもしている．もしよろしければどなた様もご一読いただいて，この中からプレゼンテーションのヒントをいくらかでもつかみ取っていただければ嬉しい限りである．

2013年2月

堀口安彦

発表が楽しくなる！研究者の劇的プレゼン術

Contents

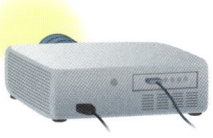

まえがき ……………………………………………………………………………… 3

第1章 プロローグ

彼を知りて・備えあれば・山よりでっかい猪は出ん ……………………… 10
- プレゼンテーションとパブリケーション　■ 本当は怖い（？）プレゼンテーション
- 山よりでっかい猪は出ん

コラム 世界結核デー …………………………………………………………… 12
　　　　二日酔いにプレゼンテーション!? ……………………………………… 14

第2章 聴衆に捧げる口頭発表

1. 口頭発表の準備 ……………………………………………………………… 18
- どこで，誰に，話すのか？ 口頭発表のTPO　■ ストーリーを組み立てる

コラム 超初級者による非常に短い口演 ……………………………………… 27

2. わかりやすい口頭発表の原則 …………………………………………… 28
- これだけは守っとけ大原則：持ち時間厳守　■ これは守っとけ基本原則：マップを示せ！　■ これも守っとけ基本原則：説明はマクロからミクロへ

コラム スライドは1分1枚の怪？ …………………………………………… 33

3. 口頭発表を演じる ………………………………………………………… 34
- リハーサルをしよう　■ 説得力のある話し方

コラム タモリさんのプライド ………………………………………………… 39

第3章　見てくれスライド論

1. スライドを考える ……………………………………………………………… 42
■データスライドとつなぎスライド　■データスライドの役割と作成のコツ　■つなぎスライドの役割と作成のコツ　■データスライドとつなぎスライドを組み合わせる

コラム 山中教授の究極の「つなぎスライド」………………………………… 45
　　　　 PowerPointとKeynote ……………………………………………… 58

2.「見やすく」を考える ………………………………………………………… 59
■余白を憎め！―4：3の法則―　■パーツの大きさを考える―「バランスのとれた大きさ」という間違った感覚―　■テキスト・フォントの大きさ　■テキスト・フォントの種類　■パーツが重なるのは許せない　■カラースライドで考えること　■アニメーションとトランジション

3.「わかりやすく」を考える …………………………………………………… 82
■書くな・読むな　■聴衆に考えさせるな―必要のない情報は話さない―　■スライドの構成もマクロからミクロへ

コラム 新しいプレゼンテーションソフトの可能性 ……………………………… 86

4. Before-Afterスライド編 …………………………………………………… 87
❶純粋で素朴にもほどがあるスライド　❷薄いスライド　❸ルール無用のスライド　❹散漫なスライド　❺表はとっても難しい　❻メリハリがあるんだかないんだか，よくわからないスライド

第4章　よってらっしゃいポスター論

1. ポスター発表を考える ……………………………………………………… 102
■ポスター発表とは　■ポスター発表の長所　■ポスター発表の短所

コラム PCRのポスター発表 ……………………………………………………… 107

2. 観客に合わせた発表ストラテジー ………………………………………… 108
■ポスター会場における発表者の説明タイプ　■松竹梅に分けられる聴衆（観客）のタイプ　■理想は寅さんになって「竹」の観客を惹きつけること　■デューティータイムにおけるポスターの説明　■ポスターの口頭説明にリハーサルは必要か？

コラム 単位や用語の正式な表記方法を考える ………………………………… 117

Contents

3. ポスターを作成する … 118
- ポスターの必須要件　■ 目を惹く「キャッチーな」ポスターを作成する　■「わかりやすいポスター」への工夫　■「見やすいポスター」への工夫 —1メートルの法則—　■ ポスターのデザイン
- コラム ポスター発表の現実 … 131

4. こんなポスターはイヤだ … 132
❶「こんな論文を出しました」と宣伝しているだけのポスター　❷目を惹くことは間違いないけどね，と思ってしまうポスター　❸しっかり気を確かにして読まないといけないポスター　❹パーツの大きさが不揃いなポスター　❺想像力を要求するポスター　❻実験データの乏しいポスター　❼しょぼい，みすぼらしいポスター

第5章　プレゼンテーションを支える思想と経験と根性

1. プレゼンの準備に際して思うこと … 142
■ リハーサルは短時間の口頭発表ほど必要だ　■ 誰もあなたの話など聴きたくない!?　■「あがる」という厄介な心理

2. 学会場で思うこと … 146
■ 会場に入って　■ 口演では　■ 質疑応答という関門
- コラム レーザーポインター … 149

3. プレゼンテーションへのスタンス … 150
■ 達人に学べ　■ 聴衆を笑わせる —プレゼンテーションにおけるギャグ，アドリブについて—　■「わかりやすい」とはどういうことか？　■ イチローにもできない
- コラム TEDに講演者の情熱を見る … 159

付録：①プレゼンQ&A … 160
　　　②参考書・ウェブサイト・アプリケーション … 166

あとがき … 169

索引 … 171

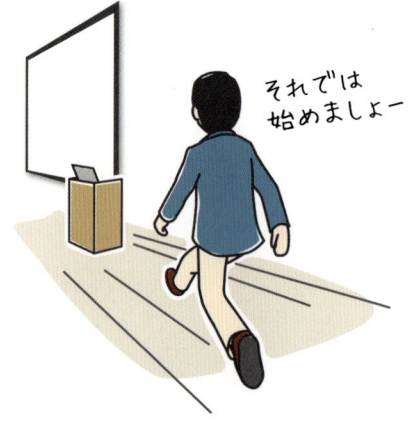

第1章 プロローグ

第2章 聴衆に捧げる口頭発表

第3章 見てくれスライド論

第4章 よってらっしゃいポスター論

第5章 プレゼンテーションを支える思想と経験と根性

　筆者が学生時代に読んだ本に,「語られない真実は, なかったも同じ」という登場人物のセリフがあった. どんなジャンルのどんなストーリーの本だったのか忘れてしまったが, このセリフだけはよく覚えている. 犯した悪事を隠し通そうと, この登場人物が共犯者にうそぶくような場面だったかと思う. その後, 大学院を修了し, 一応プロの研究者になった筆者にとって, この印象深いセリフは特別な意味をもつようになった. すなわち「語られない研究は, 為されなかったも同じ」. 研究は語られてこそ完結する. プレゼンテーションは研究成果を語るための大切な機会である. この機会を生かすも殺すも, あなた次第なのだ.

第1章 プロローグ

彼を知りて・備えあれば・
山よりでっかい猪は出ん

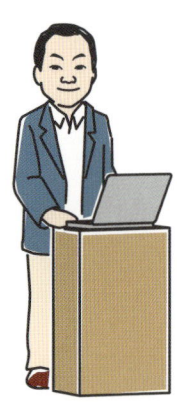

◆　◆　◆

プレゼンテーションとパブリケーション

　さて，あなたは苦労に苦労を重ねた末にようやく当初の研究目標を達成し，その成果を世間に発表することになった．**研究成果は発表されてこそ研究成果だ**．仲間や先輩に自分の研究を知ってもらい，機会があれば自分の顔も覚えてもらう．そうして本当の意味で研究人生の第一歩を記すことになる．

　研究成果を発表する手段には，学会でのプレゼンテーション（口頭発表やポスター発表）と雑誌での論文発表（パブリケーション）がある（**表1**）．もしあなたが研究の初心者ならば，最初に与えられる機会はポスター発表か口頭発表ということになるだろう．**ポスター発表**は，あなたの研究成果に興味をもっている人々と直接コミュニケーションをする機会を与えてくれる．ただし逆に，あまり関心のない人を惹きつけるのは少々難しい．**口頭発表**は，なんといっても一度に多くの人々に自分の研究成果を訴えることができるのが大きな利点である．しかしその一方で，発表時間が決められているので，聴衆それぞれとインタラクティブにやりとりするのには限りがある．さらに，ポスター発表よりも大勢の聴衆を相手に話をしなければならないので，初心者には少し敷居が高いように感じるかもしれない（それでも機会を与えられ

表1 研究成果の発表手段：プレゼンテーションとパブリケーション

	プレゼンテーション		パブリケーション
種類	ポスター発表	口頭発表	論文発表
機会・媒体	学会	学会,研究室セミナー,市民講座,テレビ番組等その他	書籍・雑誌
対象	限られたコミュニティー		制限なし
難易度	低	中	高
公開される情報*	準揮発性	揮発性	不揮発性

＊：第2章-1の「ストーリーを組み立てる」(20ページ), 第4章-1の「ポスター発表とは」(102ページ)参照

たら，やりとげなければならないのだけれど）．一方で**論文発表**は，ポスター発表や口頭発表とはまた次元の違う高いスキルを要求されるが，それこそ不特定多数の世界の研究者に成果をアピールできる，研究者にとって最高の発表方法である．

　研究成果を発表するという目的は同じでも，プレゼンテーション（口頭発表やポスター発表）とパブリケーション（論文発表）には明確な違いがある．それぞれの単語を英英辞典（Oxford Advanced Learner's Dictionary 8th edition）で調べてみると，

　　"presentation"「a meeting at which sth, especially a new product or idea, or piece of work, is shown to a group of people」

　　"publication"　「the act of printing a book, a magazine, etc. and making it available to the public」

という説明がある．つまり，パブリケーションは「…making it available to the public」と，情報の全公開を暗示するが，プレゼンテーションの発表の規模はそれに比べてずっと小さい．パブリケーション（論文発表）とプレゼンテーション（口頭発表やポスター発表）の比較論の詳細は後章に譲るが，ここでは発表規模の小さい**プレゼンテーションは日本語で言うところの「お披露目」に当たる**ということを強調しておきたい．

　そうだ，スペースや時間の関係で，論文発表に比べてどうしても内容を絞

らざるを得ないプレゼンテーションは，一種の「お披露目」なのだ．もし微に入り細に入ったプレゼンテーションをしたとしても，聴衆は理解できないし短い時間でそれらを検証することもできない．しかし逆に，短い時間のプレゼンテーションで，あなたの研究成果のエッセンスを手際よく紹介することができれば，あなたやあなたの研究内容を聴衆に印象づけるという意味でこれほど効果的なことはない．経験の少ない人ほど，機会があれば積極的にプレゼンテーションをするべきである．プレゼンテーションはほんの「お披露目」にすぎないのだから，ためらうことは何もない．

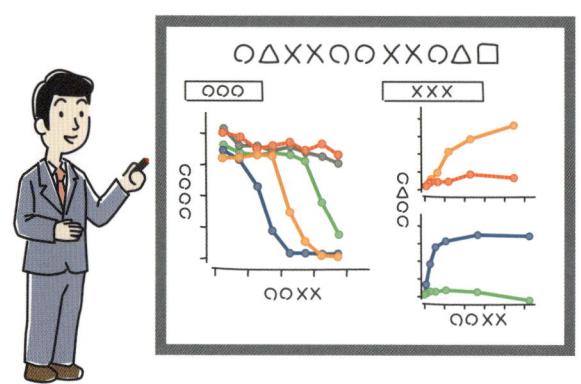

プレゼンテーションは「お披露目」である

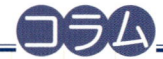

世界結核デー

　結核菌を発見したロベルト・コッホは，同時代のライバルだったルイ・パスツールが話し上手であったのに比べて，朴訥で学会発表があまり得意でなかったらしい（『微生物の狩人』ポール・ド・クライフ/著，秋元寿恵夫/訳，岩波書店）．しかし，そのコッホをして世界の偉人たらしめた1つの出来事が，1882年3月24日にベルリンで彼が行った結核菌の発見に関する学会発表だった．この発表で，彼は固形培地による細菌の単離法や細菌の染色法を紹介し，さらに結核の原因が結核菌であることについてエレガントな証明をした．この発表は聴衆に衝撃を与えた．コッホの弟子で，ノーベル賞受賞者でもあるパウル・エールリッヒも聴衆の中にいたが，この発表を「自分の研究生活の中で最も衝撃的な経験だった」と述懐している．この発表の日を記念して，3月24日は「世界結核デー」に定められている．コッホのプレゼンテーションはそれほどまでに世界に衝撃を与えたのである．そもそもコッホの素晴らしい研究を引き合いに出すのは少々極端かもしれないし，現代と当時では情報の伝達手段も伝達量も違うのだが，優れた発表のインパクトは，いつの時代であっても，やはり計り知れないものがあるのだと筆者は信じている．

本当は怖い（？）プレゼンテーション

　研究者にとって，研究成果の発表は避けることのできない，いや，避けてはいけないイベントである．研究者のコミュニティーにおいて，**研究発表をしない人間は研究者として認められない**．物事をまとめたり書いたり喋ったりすることが苦手な人にとっては辛いことだが，これは事実である．あるいは「学会活動には興味がない」として，科学論文による報告のみで自身の業績を積み上げる研究者もいると話に聞いたことがあるが，それももったいないように思う．先述のように論文発表は研究成果の発表手段として最重要であるが，一方で，口頭発表やポスター発表は，他の研究者と知り合うようになったり，実際的な共同研究のアイデアが芽生えたり，材料分与の交渉をしたりという直接的なチャンスをあなたに与えてくれる．そしてなにより，あなたがどんな顔のどんな背格好のどんな話し方をする人間なのかを多くの人に知らしめることができる．こうしたことは必ずしも発表者でない学会参加者にも可能だが，効果の大きさは発表者の比ではない．それだけに**「わかりやすいプレゼンテーション」を見せて聴衆に好印象を与える**ことはとても大切なことだと思う．

　ただし，プレゼンテーションで与えることのできる印象が，必ずプラス面に作用するとは限らない．例えば筆者は，聴衆への配慮に乏しいわかりにくい発表を見ると，その発表者の人格まで疑ってしまうという悪いクセがある．筆者ほど極端でなくとも，発表の良し悪しは知らず知らずのうちに聴衆の発表者に対する印象に，良くも悪くも先入観や偏見を与えてしまう．それを考えるとプレゼンテーションはちょっと怖い．

　プレゼンテーションの機会は学会にばかりあるわけではない．大学や研究所などで研究職を得るために人事選考のセミナーをしなければならないときもあるし，大型研究予算を獲得するために審査委員を前に研究計画を説明するヒアリングもある．こうしたプレゼンテーションで失敗すると，自分自身の研究キャリアに影響を与えかねない結果になることもある．

　さらに時には，研究者ではない方々との懇話会や市民講座，あるいは講演会やテレビ出演などに狩り出されることもあるかもしれない．あなたの科学をわかりやすく一般の方に説明しなければならないそのようなときに，上手

くプレゼンテーションができなければ科学そのものの信頼性をも損なうことにもなりかねない．実際，テレビ番組などでは，首を傾けたくなるような科学者のまずいプレゼンテーションを見かけたりする．やっぱりプレゼンテーションはちょっと怖い．しかし，恐れることはない．

山よりでっかい猪は出ん

　失敗してしまうと確かに怖いこともあるプレゼンテーションだが，上手くいけばあなたに楽しい時間やチャンスをもたらしてくれるのもプレゼンテーションなのだ．要は，プレゼンテーションとはどんなものなのかをよく知り〔知彼知己者百戦不殆（彼を知りて己を知れば，百戦して殆うからず）〕，充分に準備して（備えあれば憂いなし），本番には心を落ち着けて臨む（山よりでっかい猪は出ん）ことだ．

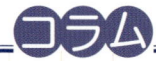

二日酔いにプレゼンテーション！？

　学会というものは，研究者間の交流の場でもある．だから，毎日のアカデミックプログラムが終了した後は，仲間の研究者たちと大いに飲みながら親交を深めることが常となる（筆者だけか？）．実は，筆者がかなり若い頃，ある合宿型の学会に参加して夜中までお酒を飲み続けた挙げ句，次の日にひどい二日酔いで自分の口頭発表を迎える羽目になったことがある．頭は働かないし，吐き気はするし，おまけにその日の発表の持ち時間は30分間で，口頭発表としては長い方だった．

　「えらいことになってしまった，もう一生お酒は飲みませんから許して…」と思っても後の祭り，逃げられるわけもない．発表予定の時間になって，おそるおそる大勢の参加者に向かって話を始めることになった．とりあえず，発表の準備は充分にしていたので，予定通りのフレーズからリハーサル通りに話を進めていく．すると，話しているうちにどんどん目が覚めてきて，質疑応答が終わって演壇を降りる頃には，不思議なことに二日酔いの症状が全くなくなっていた．肝臓の働きが急に亢進したのやら，アドレナリンが分泌されて血糖値が上がったのやら，詳しいことは二日酔い研究者（そんな人がいるのかどうか知らないが）に尋ねないとわからないが，いずれにしてもプレゼンテーションで集中したことが功を奏したのは間違いない．ボクサーは試合中の出血を気合いで止めるという．この出来事は筆者にとって「プレゼンテーションとはそれほど集中力を演者に要求するものである」ということを教えてくれる貴重な体験になった．決して「二日酔いになっても口頭発表すれば覚めるから大丈夫」ということではないので，，，あしからず．

第 1 章

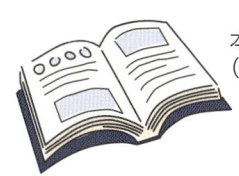

本書でプレゼンテーションとは何かを知り，
（知彼知己者百戦不殆）

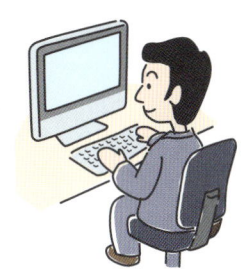

充分に準備をすれば，
（備えあれば憂いなし）

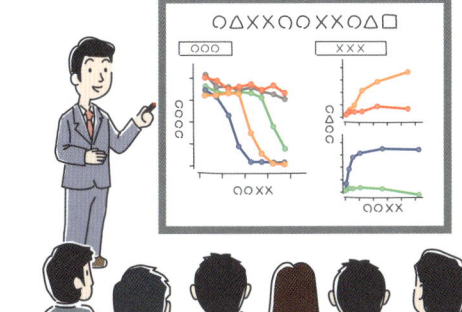

恐れることは何もない
（山よりでっかい猪は出ん）

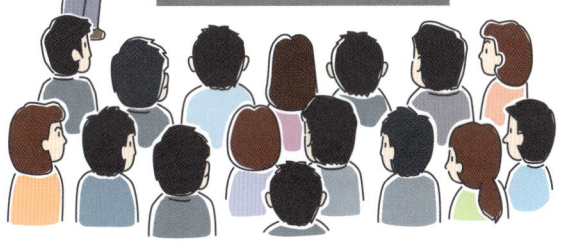

プレゼンテーション恐るるに足らずっ

　次章以降，筆者の経験に考察を傾けながらプレゼンテーションについて考えていきたいと思う．プレゼンテーションなんて怖くない．研究者にとっては，研究内容を広く知らしめる大きなチャンスがプレゼンテーションだ．

- 第1章 プロローグ
- **第2章 聴衆に捧げる口頭発表**
- 第3章 見てくれスライド論
- 第4章 よってらっしゃいポスター論
- 第5章 プレゼンテーションを支える思想と経験と根性

学会で口頭発表をすることになったあなたは，新知見を得たばかりで喋りたいことでいっぱいだ．あ～，あれも喋りたい，これも喋りたい．だが考えていただきたい．あなたは他人の大事な時間を使って自分の話を聴いていただく立場だ．「あれを喋る，これを喋る」ではない．「あれなら聴いてもらえるだろうか？ これならわかっていただけるだろうか？」が基本である．決して自分の都合で話の構成やスライドの構図を考えてはいけない．聴き手にわかっていただけるかどうかがポイントと考えるべきだ．口頭発表は話すためにあるのではなく，聴いていただくためにある．この精神を基本にして，口頭発表を考えてみよう．

第2章　聴衆に捧げる口頭発表

1. 口頭発表の準備

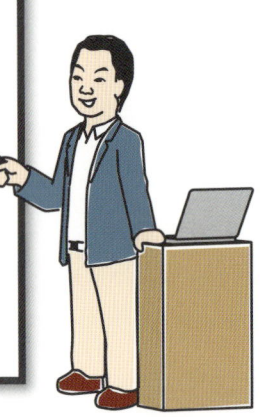

　口頭発表の準備といえば，ストーリーの組立て，スライドの作成と発表練習ということになる．このように書いてしまうと単純なようだが，実際は，どこで誰に話すのかといったTPO（Time, Place, Occasion）を考慮したり，研究の進捗や成果の良否によってはストーリーづくりに頭を悩ませたりと，一筋縄ではいかないことが多い．そうしたことすべてをまとめてここで考えるのはとても無理だが，以下に述べるように，準備に際しての基本的な考え方はいつも同じだ．基本がしっかりしていると応用が利く．これは何事にも通じる真理である．

◆　◆　◆

どこで，誰に，話すのか？　口頭発表のTPO

　口頭発表をすることが決まって最初に考えなければいけないのは，「どこで，誰に，どれくらいの時間で話すのか」ということである．一般に，口頭発表というと定期的な学会やシンポジウムを思い浮かべるが，実際には，就職時の人事選考セミナーのようなものや研究費獲得のためのヒアリング，あるいは親しい間柄の研究室を訪問したときなどに頼まれる小さなクローズドセミナーなど，シチュエーションの違う発表の機会はいろいろとある．そしてシチュエーションによって許される持ち時間，会場の大きさや雰囲気，聴

表1 さまざまな口頭発表のシチュエーション

	学会			人事選考セミナー, 研究費ヒアリング等	クローズド セミナー
発表時間	～10分	～30分	～90分	10～60分	30分～
姿勢・態度	公式的	公式的	少々くだけても 構わない	なにがなんでも公式的	フレンドリーに インタラクティブに
口演の構成	簡潔	繰り返し可		簡潔	繰り返し可
内容	実験データ 中心	実験データ 研究の展望		実験データ 長期的な研究展望 研究スタンス	

衆と演者（あなた）の距離や関係も異なってくる．その，それぞれの異なるシチュエーションで，**判でついたように同じようなプレゼンテーションをしているようではプロフェッショナルとはいえない**．

表1に，いくつかの口頭発表のシチュエーションと，発表時間，準備すべき口演の様式を並べてみた．

例えば，学会などの一般演題で許されている持ち時間はだいたい10分まで．さらにシンポジウムや基調講演あるいは特別講演ともなると30分から90分まで考えられる（90分なんてのは滅多にないが）．持ち時間が短い場合は，内容は簡潔に．繰り返しは時間の無駄になる．ジョークを言っている時間もないので，どうしても紋切り型の公式的な形式になる．これがある程度時間に余裕がある場合（～90分）だと，強調したいポイントなどを繰り返し述べることができる．さらに多少くだけた話題を盛り込むことも（くどくならなければ）構わないし，研究の舞台裏を披露することだって可能だ．ただ，あくまで学会である．自らの実験データ以外の，教科書的な情報やほかの研究グループの成果を延々とレビューしたりするのはルール違反である．そんなことをしていると聴者に不信感を与えてしまう．長時間の講演だと，実験データ以外に研究の将来展望や自分の研究スタンスを大きく語ったりすることもあり得るが，やはり講演の主要テーマに関係したことだけに絞ろう．

人事選考セミナーだと，短時間の口頭発表というのはまずない．短くとも30分以上は用意してもらえるだろう．ただ，時間があるからといってくだ

た様子で口演するのは禁物である．ひたすらフォーマルにフォーマルに…．服装だってしっかり吟味して，ちゃんとスーツを着よう．「えっ？　そんな堅苦しいこといいじゃん」と思われるかもしれない．そうだ．堅苦しい．でも，それが人事選考セミナーというものだ．話の内容も，この場合は実験データだけでは見識が疑われる．自分の研究のスタンスや展望を披露できなければ，聴者たちの将来のcolleagueには到底なれない．クローズドセミナーではフレンドリーに．時にはインタラクティブに話すのがいい．そうすることで，通り一遍の口演では語れないような実のある話ができることもある．せっかくの小さな会での口演なのに，カタい公式的な話で終始するのはもったいない．

　こうした使い分けは，すぐにはできるものではない．いくらかの経験が必要だ．けれど，口頭発表の初心者のうちからこの違いを知っておいても損ではない．間違っても，人事選考セミナーでフレンドリーにインタラクティブに話したり，10分の学会口頭発表で，研究のスタンスや展望を長々と語ったりしないように…．

　それから，聴衆がどのような専門領域のどの程度まで経験を積んだ人々なのかということにも気を配る必要がある．例えば学生が相手なら，高度な研究の内容を詳細に語るよりも，研究の背景やコンセプトを多く語る方が理解してもらえる確率は高いし，同じ研究テーマを共有する経験豊かな研究者が聴衆の多くを占めるような場合なら，長々と研究背景を話すのは時間の無駄だし，ことによっては失礼に当たることになるかもしれない．

　筆者は，読者の皆さんに上述のような多彩なパターンの口演を数多く経験することを強くお勧めする．それは，自分の研究内容を多方面から見直すことにつながるし，あらゆる聴衆に合わせて口演するためのテクニックの引き出しを増やすことにもつながるからだ．…「お勧めする」と言っても機会がなければ経験することはできないのだけれど…．

ストーリーを組み立てる

■ 不揮発性の論文発表 vs 揮発性の口頭発表

　プレゼンテーション（口頭発表やポスター発表）とパブリケーション（論文発表）の違いについてはすでに前章で少し書いたが，口頭発表のストーリー

表2 口頭発表と論文発表の構成

	口頭発表				論文発表
構成					要約（Summary）
	導入（Introduction）				導入（Introduction）
	メインメッセージ				材料と方法 （Materials and Methods）
	1 目的 材料と方法 結果 考察	2 目的 材料と方法 結果 考察	3 目的 材料と方法 結果 考察	4 目的 材料と方法 結果 考察	
					結果（Results）
					考察（Discussion）
	要約（Take-home message）				

口頭発表のメインメッセージでは，個々の実験やトピックスごとに「目的」「材料と方法」「結果」「考察」が語られる

（構成）を考えるために，さらに口頭発表と論文発表の特徴を比べてみよう（**表2**）．口頭発表も論文発表も，問題をあげ，実験結果を提示し，そこから引き出すことのできる結論を述べることにおいては同じだが，前者は記録として残らず，後者は記録として残ることが前提となる点が違う．論文発表された研究成果は読者が何度も読み直すことができ，その意味や重要性を解釈するための時間に制限がない．だから発表者である著者は「要約（Summary）」で研究の全体像を紹介したあと，「導入（Introduction）」で丹念に問題点を洗い出し，具体的に実験の「材料と方法（Materials and Methods）」を詳らかにし，客観的に「結果（Results）」を示し，そして最後に論理的かつ情熱的に「考察（Discussion）」を書く．それぞれのセクションに連続性はない．しかしその間を行きつ戻りつして何度も読者に読み直してもらうことで，研究の内容を世に問うことができるのだ．いわば，論文発表は不揮発性の報告手段ということができる．

論文発表が不揮発性なら，口頭発表は揮発性だ．言葉は発したシリから消えていく．そして聴者は演者に内容を何度も聞き直すことはできないし，その意味を解釈する時間も限られているので，聴者にとって消化できる情報量はたかが知れている．その場でいくら具体的に「材料と方法」を語ったとしてもすべてを理解してもらえるわけではないし，細部にわたって客観的に「結

果」を述べたとしても聴者にはそれがすべて適正な結果かどうか考える時間はない．口頭発表で，論文のように「導入」「材料と方法」「結果」「考察」をそれぞれ個別に話しても，そのような不連続な情報は聴衆の頭には残らない．**口頭発表では情報の連続性が重要なのだ**．そこで口頭発表では，「導入」で始まり，「目的」「材料と方法」「結果」「考察」を個々の実験やトピックでひとまとめにした「メインメッセージ」が語られ，最後に結論をまとめた「要約」で締める，という構成が有効になる．

■ 口頭発表のストーリー構成

　口頭発表の**「導入」**では，「いまから自分が何を話そうとしているのか」を明らかにする．発表の内容をすべて知っている（当たり前だが）あなたと違って，目の前にいる聴衆はあなたの研究のことを何も知らないのが前提だ．そこでまず，研究の対象になるモノや現象を紹介し，背景となる研究動向と問題点や疑問をあげ，それを解決すべく自分が行った研究の目的と内容を簡潔に述べる．

　「メインメッセージ」は，先に書いたとおり個々の実験やトピックの「目的」「材料と方法」「実験データ（結果）」「考察」をまとめたものである．このなかで圧倒的に重要なのは「実験データ（結果）」だ．大抵の「実験データ（結果）」はグラフか表で表されるが，特に研究のストーリーを支える結果を強調するのが重要で，得られた結果のすべてについて解説する必要はない．「材料と方法」は「実験データ（結果）」を解釈するのに必要なポイントだけを説明する．そして，その「結果」から導き出される結論を「トピックの結論（考察）」として簡単に述べる．「メインメッセージ」では，これらの「目的」「材料と方法」「実験データ（結果）」「トピックの結論（考察）」の組み合わせが繰り返される（**図1**）．

　「要約」は，口頭発表の総括である．発表を通じて聴者に伝えたかったことをまとめて，しかしシンプルに語る．ここでは「要約」としたが，論文の「要約（Summary）」に当たるものではなく，研究全体の考察を含めた「まとめ」である，いわゆるTake-home messageとよばれるものに当たる．Take-home messageとは「家にまで持って帰っていただきたい重要なメッセージ」という意味である．ここであなたの研究のTake-home messageを熱く語っ

図1 メインメッセージのまとめ方のイメージ

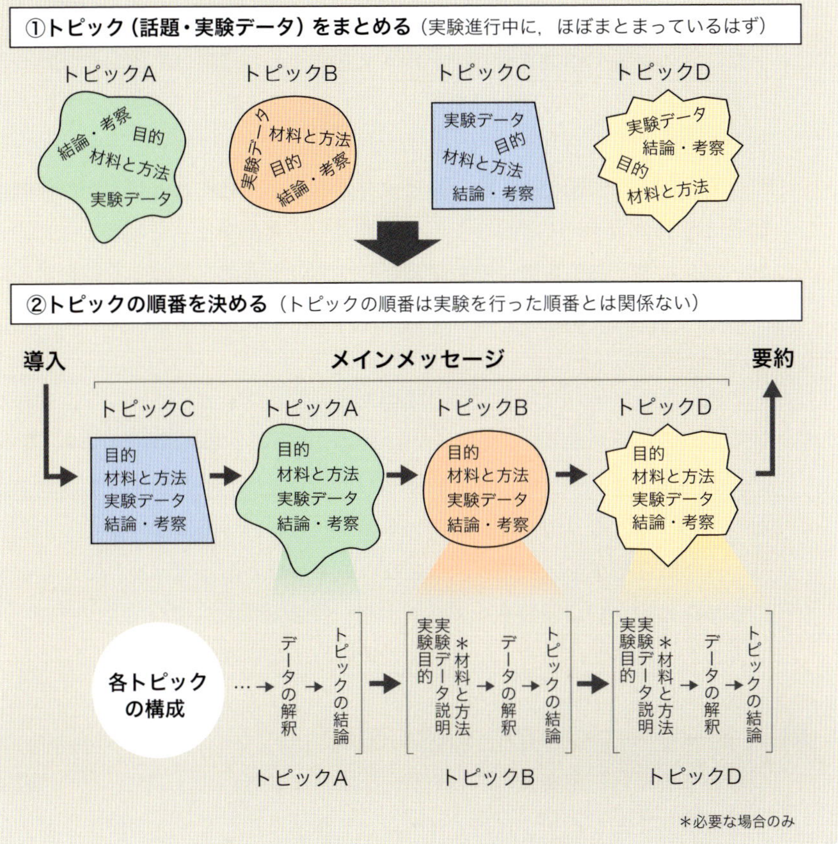
①トピック（話題・実験データ）をまとめる（実験進行中に，ほぼまとまっているはず）
トピックA
結論・考察
目的
材料と方法
実験データ
トピックB
実験データ
材料と方法
目的
結論・考察
トピックC
実験データ
目的
材料と方法
結論・考察
トピックD
実験データ
結論・考察
目的
材料と方法
②トピックの順番を決める（トピックの順番は実験を行った順番とは関係ない）
導入
メインメッセージ
要約
トピックC
目的
材料と方法
実験データ
結論・考察
トピックA
目的
材料と方法
実験データ
結論・考察
トピックB
目的
材料と方法
実験データ
結論・考察
トピックD
目的
材料と方法
実験データ
結論・考察
各トピックの構成
…→データの解釈→トピックの結論
トピックA
実験目的→＊材料と方法→実験データ説明→データの解釈→トピックの結論
トピックB
実験目的→＊材料と方法→実験データ説明→データの解釈→トピックの結論
トピックD
＊必要な場合のみ

ていただきたい．しかし，シンプルに…．そして最後に，Take-home messageを踏まえて，研究の展望を語ることも必要だ．この場合の研究の展望とは，短時間の発表ならば「次にどんな実験をする（している）か」という短期のポイントのことで，これが長時間の発表だと「その研究の将来的な意義」や長期的な目標ということになる．以上のような，「導入」「メインメッセージ」「要約」の構成から外れた口頭発表は，どのようにストーリーを練ったとしても，間違いなくわかりにくいものになる．

これらの項目のうち，「導入」と「要約」をまとめるのはそれほど難しいこ

とではないと思う．一方，「メインメッセージ」においてどのようにトピックをまとめて順番を決めるのかが工夫のしどころになる．各々のトピックは実験目的と実験データの説明（必要なら「材料と方法」），データの解釈，そのトピックの結論で構成される．トピックをまとめる作業は，実験を計画したり実施したりしている間に（トピックごとに目標を決めて実験し，そのデータを取っているわけだから），すでにかなりの部分ができあがっているはずだ．発表準備の段階では，その**トピックの順番を決めることが大切な作業になる**（図1）．発表時に話すトピックの順番は，実験を行った順番とは必ずしも一致しない．あくまで，聴衆にわかりやすいように，トピックの順番を決めてストーリーを組み立てるのが基本である．こうして全体的なストーリーを組み立てていく．

　当然，このストーリー組立ての成否によって，プレゼンテーションがわかりやすいのか，わかりにくいのかが決まる．しかし，誰しもいつでも，非常にシンプルなストーリーで研究を展開して結論を得ることができるわけではない．あっちに寄り道こっちに言い訳の，四苦八苦の挙げ句になんとかたどりついた研究結果を発表せねばならないことがほとんどである．そんなときでもわかりやすい口頭発表をするために，発表時間内に話すことのできる，コンパクトにまとめたストーリーをつくらねばならない．

■ ストーリーづくりのための小道具

　わかりやすい口頭発表のストーリーを組み立てるには，「導入」や「要約」をまとめることと「メインメッセージ」における各トピックの順序を適切に決めることが必要であると先に書いた．**トピックの順序を決めるには，各トピックの意味するところのもの**（あるトピックでは結論だったり，あるトピックでは仮説だったりする）**の位置関係を考える**ことから始めるのがいい．この位置関係を決めるためのテクニックとして，論文でもプレゼンテーションでも，よく言われるのが，それぞれの項目をカードのようなものに書き出し，それらを俯瞰できるように置いてストーリーを考えながら並べ替える，というものである（図2）．古くからよく使われたやり方だが，現代ならもっとデジタルにコンピュータを使って同じことを手軽に行うことができる．その1つにワープロソフトならたいてい付加的に備えられている「アウトライン」

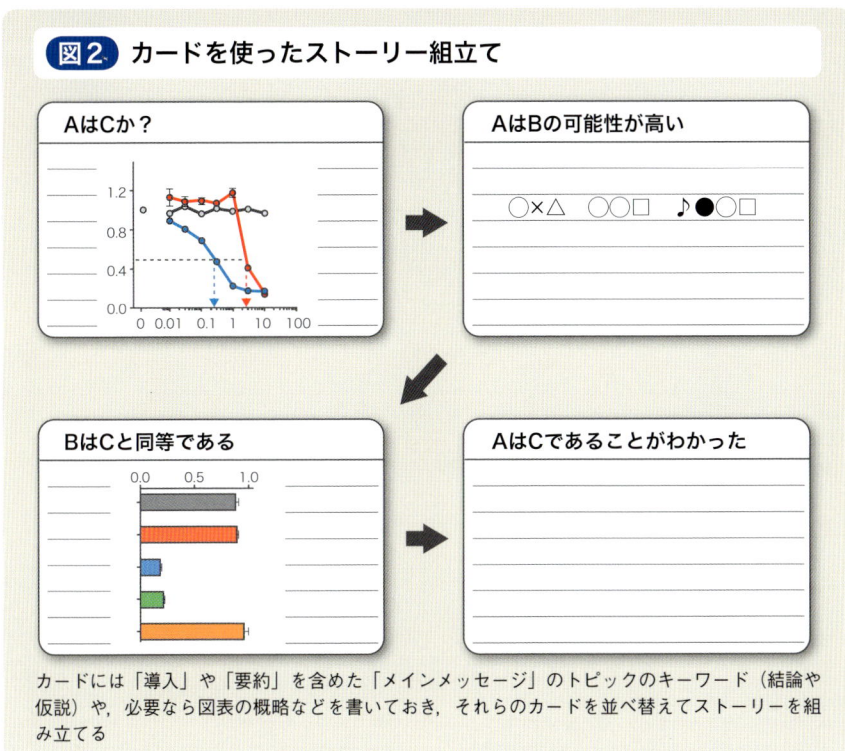

図2 カードを使ったストーリー組立て

カードには「導入」や「要約」を含めた「メインメッセージ」のトピックのキーワード（結論や仮説）や，必要なら図表の概略などを書いておき，それらのカードを並べ替えてストーリーを組み立てる

機能がある（図3A）．これはいわば「可動型箇条書き」である．項目を箇条書きにして順番を決め，さらにそれぞれの項目の下層に小分化した項目を箇条書きにして，項目の順番と階層を決めていく．アウトライン機能を備えたワープロソフトではこの項目を自在に移動できるので，ストーリー組立てには便利である．

「ワープロのアウトライン機能もよいが，もっと視覚的に考えてストーリーを組み立てたい」という人には，マインドマップを紹介したい（図3B）．マインドマップはトニー・ブザンというイギリス人が考案した思考法である．キャンバスの真ん中に中心となる概念（たいていは研究テーマということになるだろう）を置き，そこから適当な距離と方向に，関連するキーワードやイメージの枝を伸ばすように配置していく思考法である．紙と筆記具で自由

図3 ストーリー組立てに役立つ方法あれこれ

A　アウトライン機能

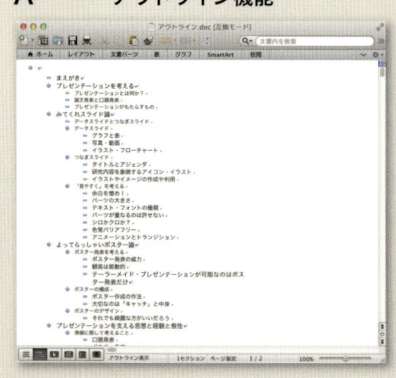

B　マインドマップ

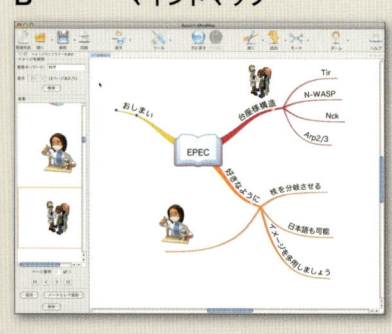

C　フローチャート

D　スライド作成ソフトのサムネール

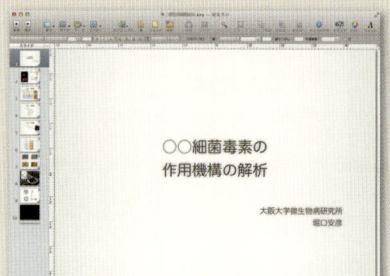

A）マイクロソフト社Wordのアウトライン機能．それぞれの項目の階層や順番は自在に変えることができる．B）コンピュータを使用したマインドマップ作成例．iMindMapというソフトを使用した（協力：北里大学生命科学研究所 阿部章夫教授）．C）フローチャートによるストーリー組立て．D）Keynote（スライド作成ソフト）のサムネールを利用したストーリー組立て．Keynoteの作業ウィンドウ左側のスライドサムネールを見て，スライドの順序を変えながらストーリーを組み立てることも可能だ．スライドの作成方法については第3章で解説する

に描いて作成するが，専用のコンピュータソフトも市販されている[※1]．筆者の理解では，マインドマップは複雑な問題を整理するのに優れた方法である．ただし，プレゼンテーションのようにストレートフォワードにストーリーを構築するために使うには，若干の慣れや工夫が要るかもしれない．

マインドマップとは別の方法として，単純に各項目を矢印で連結させたフローチャートを作成するやり方もある（図3C）．この方法も，マインドマップ同様に手で描いてもよいし，専用のコンピュータソフト[※2]を利用してもよい．また，慣れた人なら，PowerPoint（マイクロソフト社）やKeynote（アップル社）などのソフトを使って実際にスライドを作成しながら，全スライドの概要を閲覧できるように表示（サムネール表示）させて，そこでスライドの順番を変えながらストーリーを組み立てることも可能だ（図3D）．

このように実践的にはいろいろなやり方のあるストーリーづくりの方法だが，要は**「細かな実験結果が示唆することを項目ごとに分別し，口演ストーリーの中でのそれぞれの項目の位置関係を決める」**ことができればなんでもいい．これさえできれば，箇条書きを使おうと，マインドマップを使おうと，フローチャートを使おうと，（あなたがとっても頭がよいなら）頭の中で考えようと，なんでもいいのだ．

超初級者による非常に短い口演

学会によっては，一般演題の発表に5〜7分程度の短い時間しか与えられない場合がある．このような形式の口頭発表では，学生や超若手の研究者が演者になることが多い．研究経験が豊富なわけではないので，持ち合わせの実験データもそれほど多くないのが実際のところだろう．つまり**表2**（21ページ）で示すところのメインメッセージのトピックが1つとか2つしかない．そんな場合は「導入」「目的」「材料と方法」「結果」「考察」の順序で明確に区別して話すしかない．そうしても，おそらくストーリーが単純なので聴衆が混乱することはないはずだ．ただし，要約（Take-home message）を最後にもってくるのはこの場合も同じなので忘れずに．

※1：iMindMap（ThinkBuzan社），MindManager（Mindjet社）など
※2：OmniGraffle（The Omni Group社，Macintosh用のみ），PowerPointのフローチャートツールやKeynoteの「接続」コマンドを使ってもフローチャートは作成できる．

第2章 聴衆に捧げる口頭発表

2. わかりやすい口頭発表の原則

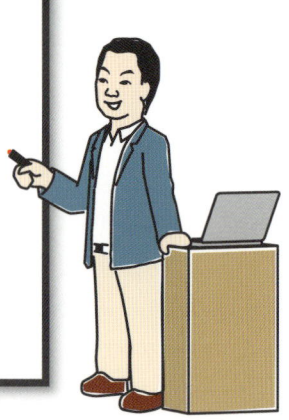

　前項では，口頭発表のためのストーリーづくりの手順について書いた．しかし，それなりにわかりやすいストーリーを組み立てることができたとしても，それだけでわかりやすい口頭発表ができるわけではない．聴衆に「わかっていただける発表」あるいは「楽しく受け入れていただける発表」をするためには，さらに具体的で実際的な心配りが必要である．

◆　◆　◆

これだけは守っとけ大原則：持ち時間厳守

　口頭発表を楽しくわかりやすく聴いていただきたいのなら，**与えられた発表時間を守ることは絶対である**．自分が話したいからと持ち時間を超過してしまうのはいただけない．口頭発表の経験の少ない若い人には少ないが，ある程度経験を積んだ人間がこの失敗をしてしまう．時には，押しも押されもせぬ大ベテランが得意げに持ち時間を無視して滔々と喋る姿を見ることがあるが，これはみっともないし，聴衆にとっても楽しいものではない．あるいはジョブセミナーなどで時間がなくなってしまって，途中からスライドをスキップしたりすると致命的だ，ということを肝に銘じよう．

　こういう失敗をしないためには，まず発表時間に合ったスライドの枚数を

決めることが大切だ．筆者は**口演時間1分につき1枚の割合でスライドの枚数を決めている**．スライドによっては，説明するのにさほど時間を必要としないスライドもある．あるいは，基本的に同じパーツを使ったスライドを何枚も重ねてパラパラ漫画のようにアニメーションを見せることもある．これらの場合はスライド枚数に対して説明に要する時間は少ないように思う．反対に，1枚のスライドに盛りだくさんに図表や画像を入れてしまうときもある．この場合は1枚のスライドを説明するのに1分以上の時間が必要になることもあるだろう．こうしたことすべてを考慮しても，基本的に口演時間1分にスライド1枚と考えよう（その理由は33ページコラムに書いた）．超過してよい範囲はだいたいそのプラス1割程度まで．だから，質疑応答時間を除いた口演時間が15分なら15枚のスライドを基準に考える．14枚なら余裕をもって話すことができる，16枚が限界，17枚は多すぎるというような感覚をもっておこう．英語口演の場合，英語は日本語ほど早く喋ることができないし，焦って喋るとロクなことがないので，筆者は1分1枚の原則からさらに枚数を1，2割減らしてスライドを用意している．だから，口演時間が15分なら正味12，13枚のスライド数に調整する．

　研究成果とは，大小を問わずたくさんの実験結果によって支えられているものだ．だから多くの場合，許された口演時間で自分のもっている実験データのすべてを話すことなんてできない．口演時間に合ったストーリーを組み立てるために，どうしても多くのデータを口演内容から外すことになる．実は，**口頭発表の準備のための大半の労力は，実験データを削ることに当てられている**と言っても過言ではないかもしれない．この「実験データを削る」作業は簡単ではない．そりゃそうだ，手塩に掛けて育てた，いや，たいへんな準備の末に，収集したデータなのだ．誰しも，捨てるには（実際に捨てるわけではないけれど）忍びないと考えるだろう．

　筆者の場合，実験データを取捨選択するときには，データ（発表ネタ）とその説明に要する時間の簡単な相関を頭に思い描くようにしている（**図4**）．すなわち，発表ネタが重要なのに，その説明に割り当てることのできる時間が短い場合，それは「消化不良・意味不明」な話になる．この場合は，さらに時間を割り当てるために工夫をするか，それが無理ならストーリーを変更して口演内容からそのネタを外す．逆に，さして重要でない発表ネタに長い

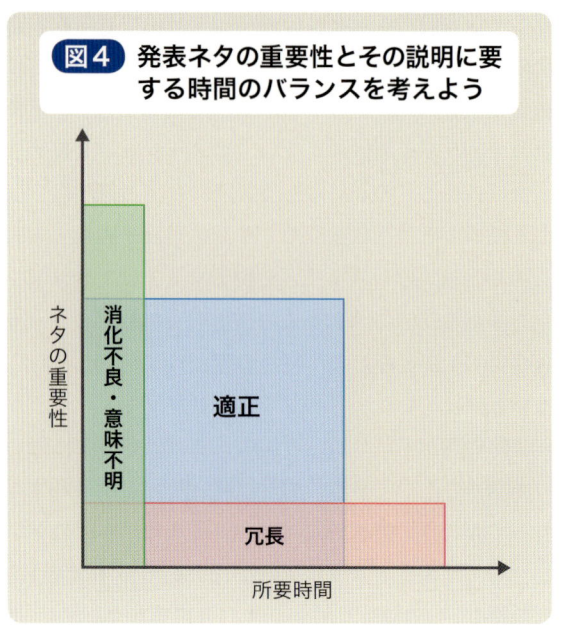

図4 発表ネタの重要性とその説明に要する時間のバランスを考えよう

時間を割り当ててしまうと，その話は「冗長」になって聴衆を飽きさせてしまうことになる．この場合は，割り当てる時間を短くして簡単に説明するか，さらにはそのネタが本当に口演内容に必要なものかどうか再検討して，必要でないと判断したならバッサリと削除する．このネタの重要性と説明時間の関係が図4で示すように適正にバランスが取れているかどうか（バランスが取れている場合，図中では正方形のイメージになる），筆者はいつも頭の中に図を描きながら考えている．そうは言っても，そもそも学問とは奥が深く幅の広いものだ．15分程度の発表時間でまとめなければならないような短い研究成果にも，その背景には数多くのエピソードがある．そんなデータ（発表ネタ）をどのように外すのか，この問題については第3章-3の「聴衆に考えさせるな」（84ページ）でも触れる．

これは守っとけ基本原則：マップを示せ！

　発表内容を俯瞰できる情報を聴衆に示すことは，わかりやすい口頭発表をするのに有効だ．こうした情報のことを筆者は，プレゼンテーションのマップ（map：地図）とよんでいる．例えば，あなたが，全く見知らぬ街で一人で数時間あるいは数日過ごさねばならなくなったとする．こういうときに最初にほしいのはその街のマップ（地図）ではないだろうか（少なくとも筆者はそうだ）．同じように，あなたの口演を初めて聴く人はあなたの研究のことを基本的に何も知らない．だから，あなたの研究のマップを欲しているはずだ．親切な演者ならば，**聴衆にマップを示そう**．

　プレゼンでのマップとは，①関係領域の研究の背景や，その領域におけるあなたの研究の位置づけや全体像と，②プレゼンの内容のうち，どの部分をいま話しているか（現在地）を示すものである．それらを明快に示すことによって，演者の話している内容が研究全体のどの部分に当たるのかを聴衆によく理解してもらうのである．

　①に当たる説明は，大抵は口演冒頭の「導入」に盛り込まれる．ここで丹念に研究背景や自分の研究の位置づけを「はっきり」と説明する．繰り返すが，「はっきり」と説明するのだ．この部分があやふやだと，何が問題なんだか，何がやりたいんだか，ちっともわからない眠たい発表になってしまう．そういう発表は学会でもよく目にするので，きっと多くの人がこの失敗を犯しているのだと思う．

　②の現在地を示すテクニックはいろいろと考えられるが，最も簡単で一般的なのがスライドにタイトルやアジェンダ（工程表）を書いて示す方法である．例えば，本書の内容を口演するならば，最初に図5Aのようなタイトルを見せ，必要ならばさらに図5Bのようにアジェンダを見せる．「本日は○○，そして××についてお話ししたいと思います」．そして次のスライドで一部を薄くして図5Cのようにして見せ，「最初に○○の話題をお話しします」というやつである．長時間のプレゼンならば，これを話題の節目ごとに繰り返す．手が込んでいてスライド枚数の増える方法だが，あなたが口演に慣れていなくて，わかりやすく話す自信がないのなら，こうしたことも必要だ．また，話の途中で「ここまでは○○の話でしたが，では，××について考えると…」

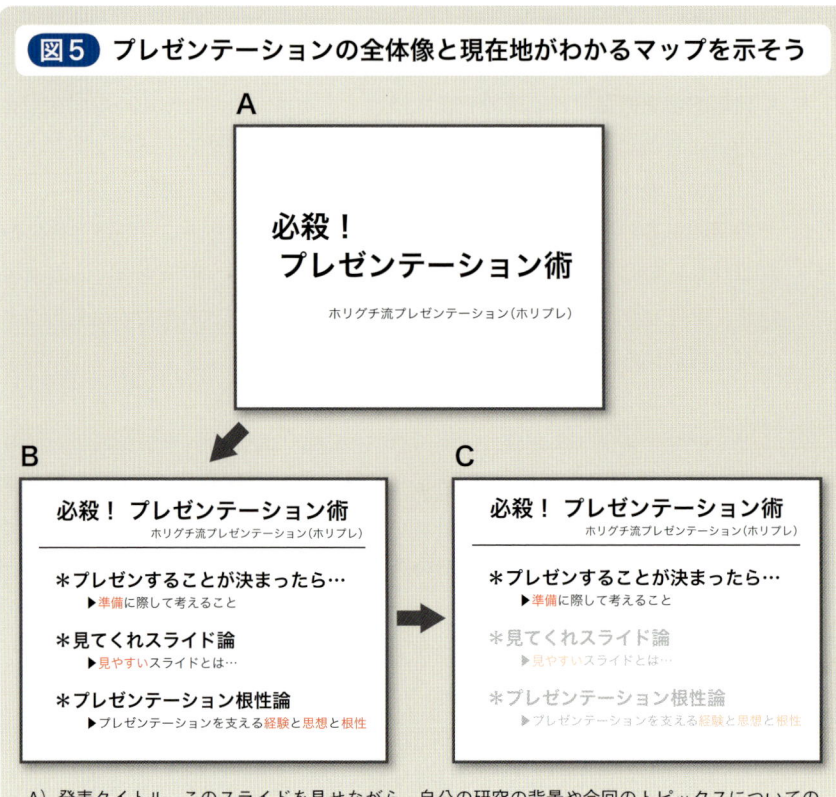

A) 発表タイトル．このスライドを見せながら，自分の研究の背景や今回のトピックスについての導入の話をすると効果的だ．B, C) 発表の内容を示すアジェンダ．B) これが聴者にとってはマップになる．C) 長時間の口頭発表では，話題が変わるごとにアジェンダを示し，発表全体のどのあたりを話しているのか聴者に知らしめるようにする

と，話題が〇〇から××へと移ったことが聴衆に「はっきり」とわかるようなセリフを挟む．このような配慮も「プレゼンのマップを示す」ことになる．

これも守っとけ基本原則：説明はマクロからミクロへ

プレゼンテーションに限らず，物事を説明するときには，まず大枠を説明してそれから細部の説明をするのがわかりやすい．解剖学や組織学の常道である「まず全体像（マクロ）を観察し，それから細部および組織（ミクロ）

を観察する」というのと同じだ．**口頭発表のストーリーもマクロからミクロへ話題が移るように組み立てる**．最初に研究領域の背景を大づかみに説明し，その中に潜む科学的課題をあげ，その中から自分の発表にかかわる研究課題の問題点をあげて，それから研究内容へと話を進めるのが自然な流れだ．

しかし，準備段階でストーリーを組み立てるときにはこれが可能でも，実際の発表になってみると，すぐにデータの細かな違いを取り上げて云々したくなるのが研究者の常である．そこで，はやる気持ちを抑えつつマクロから説明するための意識づけや工夫が必要になってくる．

例えば，スライドが変わるたびに，最初に「ここには…」あるいは「これは…」と言って，**スライドが何を示しているかまず説明するように心がける**ことである．スライドが変わったときに聴者が最初に考えることは例外なく「このスライドは何だろう？」ということだ．だから，スライドが変わったあといつまで経っても，演者からそのスライドが何を示しているのか知らされないとイライラすることになる．そこで「何だろう？」と考えているときにタイムリーに「これは○○を示しています」と説明する．あるいは実験データのグラフを説明するときにも，最初に「このグラフは○○を示しています」とはっきり言う．このようなちょっとした注意で，聴者にすっきり気持ちよく口演を聴いていただくことができる．このマクロからミクロへ説明するための意識づけは，スライドを工夫することによっても可能だ．そのことについては第3章-3で述べる．

スライドは1分1枚の怪？

1分1枚というスライド枚数の原則は筆者のオリジナルではない．スライド原稿をカメラで撮影して青焼き反転していた，いわゆる本当に昔の「スライド」の時代から言われていたことだ．一方，本文でも書いたように，最近はコンピュータプレゼンソフトでアニメーションを盛り込むなどして多種多様なスライドの使い方が可能になったので，1枚のスライドの所要時間もさまざまであると思われる．なのになぜ，今でも1分1枚の原則なのか？　筆者が思うに，スライドの切り替わりから次のスライドの切り替わりまで，人の感覚が許容できる（心地よいというべきか）間合いの平均値が1分程度で，これが総体的に短いと忙しい発表に感じ，長いと間延びした発表に感じるのではないだろうか．だからスライドの見せ方が変わった今でも，口演全体でみると1分1枚の原則は生きているのではないかと思うのだが，どうだろう？

第2章 聴衆に捧げる口頭発表

3. 口頭発表を演じる

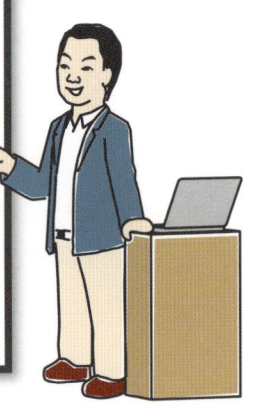

　多くの人の面前で，限られた時間で何かを伝えるという口頭発表の構図は，それが科学研究成果の報告であるといえども，芝居や講談や落語のような演芸と共通の要素を含んでいるのは間違いない．学会の発表だからと「わからんやつはわからんでよろしい」とばかりに手前勝手な口演をしていては，聴衆（この人たちは研究の世界の仲間でもある）の共感や理解は得られない．筆者の持論である「プレゼンテーションは聴者のためにある」という考え方も，演芸に通じるものがある．そこでここでは，口頭発表という「芸事」に必要なことについて考えてみよう．

◆　◆　◆

リハーサルをしよう

　「芸事」には「稽古」がつきものだ．学会での口頭発表の予定が決まり，ストーリーをつくってスライドも作成した（スライドの作成については次章で詳しく述べる）あなたが，もし自分で「プレゼンテーションの経験が乏しい」と思うのなら，練習だ．**原稿を書いて，練習だ**．筆者の経験では，最近の学生さんや若手研究者の半数は経験が乏しいにもかかわらず発表原稿を書かない．それでも，それなりに小器用な人は，それなりにまとまった風の，中の下くらいのプレゼンをする．そしてそれでいいと思っているフシがある．だ

図6 口演に慣れていない人は，発表原稿を書こう！

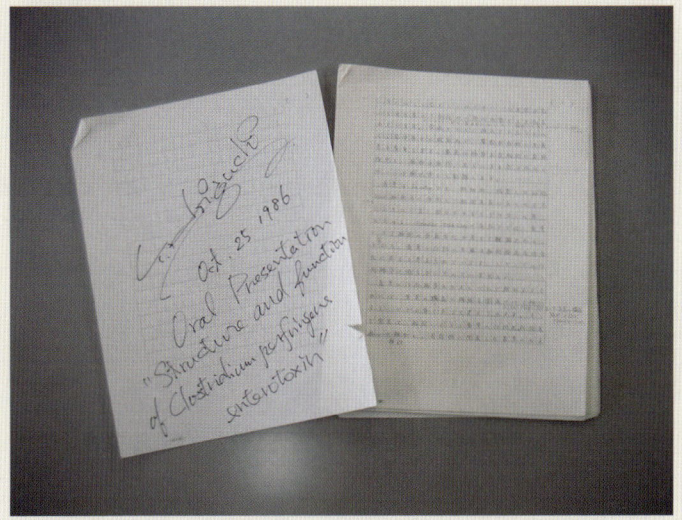

写真は筆者が大学院生時代に準備した学位発表会の口演原稿．表紙のタイトルは口演直前に書いたのだが，若くて恥ずかしい気合いがにじみでている

けどそれは大きな間違いだ．経験のまだ浅い大切な時期に「はじめだからまぁいいだろ」とばかりに中の下くらいの研究発表で済まそうとするような根性の人は，プロになるべきではない．ずっとアマチュアやっとけ，と筆者は思ってしまう．経験の浅いときこそ，現状で最高のプレゼンをめざすべきである．それを繰り返してはじめてプレゼンテーションのやり方が洗練されていく．そのためには原稿だ．原稿を書かないといけない（図6）．

口頭発表のための原稿を書き，そして読んでみる．書き言葉と話し言葉は違うので，原稿通りに読もうとするとおそらく苦労するはずだ．そんなときは原稿に手を入れる．そうして自分の喋り方や独特の言い回しのクセを知る．これを繰り返して，最終的にあなたにとって生きた発表原稿をつくりあげる．

原稿ができあがったら，スライドをスクリーンに映して原稿に沿って読んでみる．すでに原稿はあなたの話し言葉でできているし，スライドのサポートもあるので，それほど苦労しなくても原稿の内容を暗唱できるはずだ．あ

る程度，原稿を見ずに話を進めることができるようになったら，今度は椅子から立ってレーザーポインターをもって，スライドを指示しながら身振り手振りを交えて本格的なリハーサルをしてみよう．この際，口演のはじめから最後まで一息でやりとおす心づもりで練習をする．途中で詰まった場合は，そこで止めてまた最初からやり直す．これを繰り返す．もし口演時間が長い場合は発表をセクションごとに区切ってリハーサルをしてもよいだろう．いずれにしても，このときには**原稿の一言一句を違わずに話す必要はない**．自分の用意したストーリーがよどみなく話せればそれでいい．むしろ，同じ内容を違った言い回しで表現するバリエーションを増やすために何度も繰り返してリハーサルする，と考えてもいいかもしれない．そうして表現方法の引き出しを増やすことで，よどみのないトークができるようになるはずだ．この効果は英語の口演で顕著だ．私ももちろん，ふつうの日本人は英語がヘタだ．ボキャブラリーが乏しいし，慣れた英語構文の種類も多くない．だから1つの表現で言葉に詰まると立ち往生してしまう．こういったことを過度に怖れて緊張もしてしまう．そこで，リハーサルを繰り返して，自分の得意の言い回しを増やす．そうすると，1つの表現で詰まっても，別の表現でその場を切り抜けることができる．こういったことを意識してリハーサルをしてみよう．

そうするうちに，あなたの口頭発表のカタチができあがるはずだ．リハーサルは**本番直前に集中して繰り返してもあまり効果がない**．例えば，本番前日に1日中リハーサルするよりも，1週間以上前にスライドや原稿を作成してしまい，本番までの1週間，毎日少しずつリハーサルする方があなたの実力を養うのには役に立つ．できれば，そうして長い期間リハーサルを繰り返し，プレゼンテーションをあなたの日常にしてしまおう．

それから，あなたが研究の初級者ならば，**口頭発表の準備段階で研究仲間の意見を聞くことはとても重要だ**．早い段階からスライドや発表原稿をチェックしてもらったり，あるいはスライドを映写しながら原稿を読むのを聞いてもらったりして，仲間に批評してもらおう．また，発表の日が迫ってくると研究グループのボスに，仲間を前にしての予演会で練習発表を求められることがある．この「予演会」が発表の完成度を見るためのものなのか，発表ストーリーの組立てを指導するためのものなのかは，ボスの指導方針によって

異なるのでその対処方法について一概には言えないが，いずれにしても初級者にとっては避けては通れない試練である．筆者は，できるだけ早く準備に取りかかり，個人的に仲間の意見を聞きながらストーリーとスライドをまとめて，リハーサルを繰り返す段階で「予演会」に臨むことを強くお勧めする．

筆者の研究室でよくある風景だが，多くの学生さんたちは「予演会」の日程を遅らせるだけ遅らせた挙げ句，その「予演会」でボロボロの口演を見せて周囲にあきれられ，しかし本番まで日がないので修正が間に合わず，ツギハギだらけの危うい準備で当日を迎えてしまう．早くから準備して研究仲間の意見をよく聞きリハーサルを繰り返しておけば，こういう悲惨な状況は簡単に回避できるはずだ．だから，あなたはボスにお願いしてでも，「予演会」をできるだけ早い時期に設定してもらうようにするべきだ．以上は研究室を主宰する筆者の願いでもある．

そして，発表当日の本番では，**決して原稿をもって演台に上がってはいけない**．リハーサルを繰り返したあなたにはもうそんなモノは必要ない．あとは根性で頑張るのみである．そのようにできるくらい事前にリハーサルを徹底して繰り返すべきだと思う．

これを繰り返すうちに，発表のために原稿を書く必要のなくなる時期が必ずやってくる．そうなればあなたは口頭発表の初心者を卒業だ．

説得力のある話し方

前項の最後に，「原稿をもって演台に上がってはいけない」と書いた．これは「原稿など要らなくなるくらいリハーサルを繰り返してください」という意味と，さらにもう1つ**「原稿を読む口演は聴衆の心に響かない」**という理由がある．誰でも一度は，演者が原稿を読みはじめた瞬間に発表会場に流れる空疎な雰囲気を感じたことがあるだろう．

演者が原稿を読みたくなる心理は，「口演を無事に済ませたい」という思いから生まれるのだと思うが，そこには「聴衆に理解していただこう」という配慮はない．口演中も，原稿に目を落として文章を読むのに夢中になって，聴衆の反応をうかがう余裕もなくなる．そんな口演がわかりやすいはずがない．

口演は，演者と聴衆のキャッチボールのなかで成立する．そのために演者は，聴衆の反応を観察しながら，話に抑揚をつけたりテンポを変えたりして話を進めるのがよい．変なたとえだが，何か犯罪にかかわるような嫌疑があなたにかけられたとする．あなたは潔白だ．それを相手（検事さんとか刑事さんとか，妻とか夫とか，ガールフレンドとかボーイフレンドとか…）に説明しなくてはならない．そんなとき原稿（そんなものはないと思うけれど，たとえ話です）を読んでいては話にならない．一生懸命になって相手の反応をうかがいながら，手を変え品を変え，話し方を変えながら身の潔白を証明しようとするはずだ．ちょっと無茶なたとえだが，口頭発表もこれと同じだと筆者は思う．

　筆者の考える，説得力のあるわかりやすい話し方の基本要件は，**①ゆっくりと話す**，**②聴衆（前方）を見て話す**，の2つだけである．ゆっくりと話すのは比較的簡単なはずだが，元来早口の人は苦労するかもしれない．そういう人には，意識してリハーサルを繰り返して，ゆっくりと（そして必要な間合いを取って）話す姿勢をつくりあげてもらうしかない．聴衆を見て話すのは，演者がスライドに張り付いてしまって余裕のない様子を晒してしまうことを防ぐという点と，聴衆の反応をしっかりと見るという点で重要だ．聴衆の中には，あなたの話を聴きながら表情を変えたり首を傾げたりしてくれるような，反応のわかりやすい，表情豊かな人が必ず一人はいるはずだ．そういう人の様子を見ながら口演をすると，全体的な聴衆の反応を掴みやすい．ただし，その人にばかり注意を払っていてはいけない．会場のすべての聴衆に話しかけるように口演しよう．

コラム

タモリさんのプライド

　2008年8月7日,「おそ松くん」や「天才バカボン」などの作品で知られる漫画家の故赤塚不二夫氏の告別式が東京都中野区で執り行われた．漫画家，出版関係者や芸能関係者が参列するなか，タレントの森田一義（タモリ）さんも弔問者の一人として弔辞を読み上げた．8分間近くに及んだこの弔辞は後世に残る名文であり，かつタモリさんの手にしていた紙には何も書かれていなかったことが知れ渡るようになると，さらに世間で感動をよんだ．

　紙面の関係で全文を掲載できないが，インターネット上のさまざまなサイトでみることができるので，内容に興味のある方はそちらの方を当たっていただきたい．確かに名文である．日本語の専門家によると，この弔辞は，話し言葉ではなく，推敲して書かれた文章の特徴を有しているという．ここからは筆者の想像であるが，タモリさんは確かに原稿を書いたと思う．しかし故人に思いを伝えるために，紙に書いたものを読むという行為はできなかったのだろう．本書でも何度か指摘しているが，読み上げた言葉は聴衆の心に響かない．紙に書いたものを読んでいては，思いが故人に伝わらないことを才能豊かな芸能人であるタモリさんはよく知っていたのだと思う．原稿をもって演台に上がるな，ということも本文で書いたが，この場合はタモリさんの話芸のプロとしてのプライドが，原稿（紙に書いた弔辞）をもたせなかったのだろうと想像する．そして，伝えたいという意志のフィルターを通した彼の言葉は確かに故人に伝える力をもった言葉になった．聴衆に研究成果を伝えたい私たちも，原稿をもって読み上げるだけのような口頭発表をしていてよいわけはない．

第1章　プロローグ

第2章　聴衆に捧げる口頭発表

第3章　見てくれスライド論

第4章　よってらっしゃいポスター論

第5章　プレゼンテーションを支える
　　　　思想と経験と根性

スライドは，口頭発表において大きな役割を占めるプレゼンテーションツールである．たとえストーリーが充分に練られていて，リハーサルを繰り返してわかりやすいはずの話し方を身につけていたとしても，同時に映し出されるスライドが見にくかったりわかりにくかったりすると，すべてが台無しだ．そこで本章では，見やすいスライドとはどういうものか？　わかりやすいスライドの構成とはどういうものか？　ということについて考えてみたい．

第3章 見てくれスライド論

1. スライドを考える

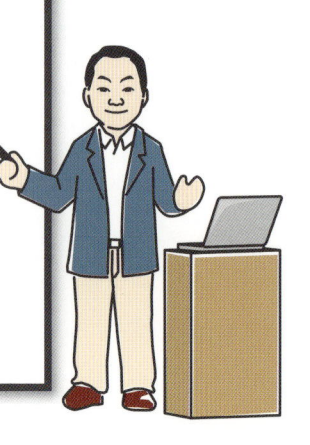

　スライド※1は口頭発表における重要な視覚的資料である．しかし，学会でさまざまな口頭発表を見ていると，スライドが効果的に使われていないように感じることがある．本来は演者が要約して話さねばならない内容をスライドに書き連ね，それを映しているだけのような発表や，明らかにスライドを使った方がいいような話の内容なのに，それとは関係のない，直前まで映していたスライドをそのまま映しっぱなしにして話を進めたり．こうした失敗は，スライドというツールの役割をよく考えれば避けることができると筆者は思う．スライドは，実験データを貼り付けて聴衆に見せればそれでよいというものではない．あなたの口演のストーリーに沿って，それぞれのスライドに明確な役割を与えれば，作成の苦労が充分に報われるほどの効果を発揮するものなのだ．

◆　◆　◆

データスライドとつなぎスライド

　論文では本文テキストが研究内容のストーリーを語り，口頭発表では演者がストーリーを語る．そしてそれぞれの説明を補助するために視覚的な資料が使われる．論文では実験データをまとめたグラフや表，あるいは方法・結果や仮説をまとめた略図がこれにあたる．一方，口頭発表スライドではどう

表1 口頭発表におけるデータスライドとつなぎスライド

	主な構成パーツ	主な役割	口頭発表での主な使いどころ
データスライド	グラフ 表 イメージ（写真など）	実験結果の表示	メインメッセージ
	フローチャート	実験方法や結論などの図示	
	イラスト	結論・仮説の図示	導入・要約
つなぎスライド	テキスト	口演タイトル表示 アジェンダ（項目）の表示	導入・要約の一部
	イラスト イメージ（写真など）	研究内容を象徴したり，聴者の興味を惹くためのシンボル・アイコン	導入／メインメッセージ（材料と方法・結果・考察）／要約の継ぎ目

データスライドとつなぎスライドの区別に明確な定義はない．あなたのアイデア次第で両スライドの性格を併せもったタイプのスライドを作成することも可能だ

か？　第2章-1の「ストーリーを組み立てる」（20ページ）で述べたように，口頭発表では「情報の連続性」が大切なので，その視覚的資料であるスライドには，論文と同様の「実験や仮説にかかわるグラフや表・略図」（これを**データスライド**とよぶことにする）以外に，「情報の連続性」を維持するための「つなぎ」のスライドが特に必要になる．この**つなぎスライド**がない口頭発表はどうしたって切れ切れになり，聴衆を飽きさせることにもなりかねない．口頭発表ではデータスライドとつなぎスライドを上手く連携させることを頭に入れて，内容を構成することが大切だ．

　データスライドとつなぎスライドを構成するパーツや役割をさらに考えてみる（表1，図1）．データスライドに使用されるのは実験データを示すグラフであり，表であり，写真などの画像である．研究の背景や仮説・結論を説明するためのフローチャートやイラストも，ここでは「データ」スライドとして区別したい．一方，つなぎスライドで一般的なのはテキストである．大抵の演者は口演タイトルを最初に見せて発表を始めるし，発表時間が長い場合は口演をいくつかのセクションに分けて小タイトルをつけ，アジェンダと

※1：コンピュータから液晶プロジェクタを通じて投影する画像は正確にはスライドとはよべないが，日本語で定着した名称がないので，本書ではこれらの画像もスライドとよぶことにする．

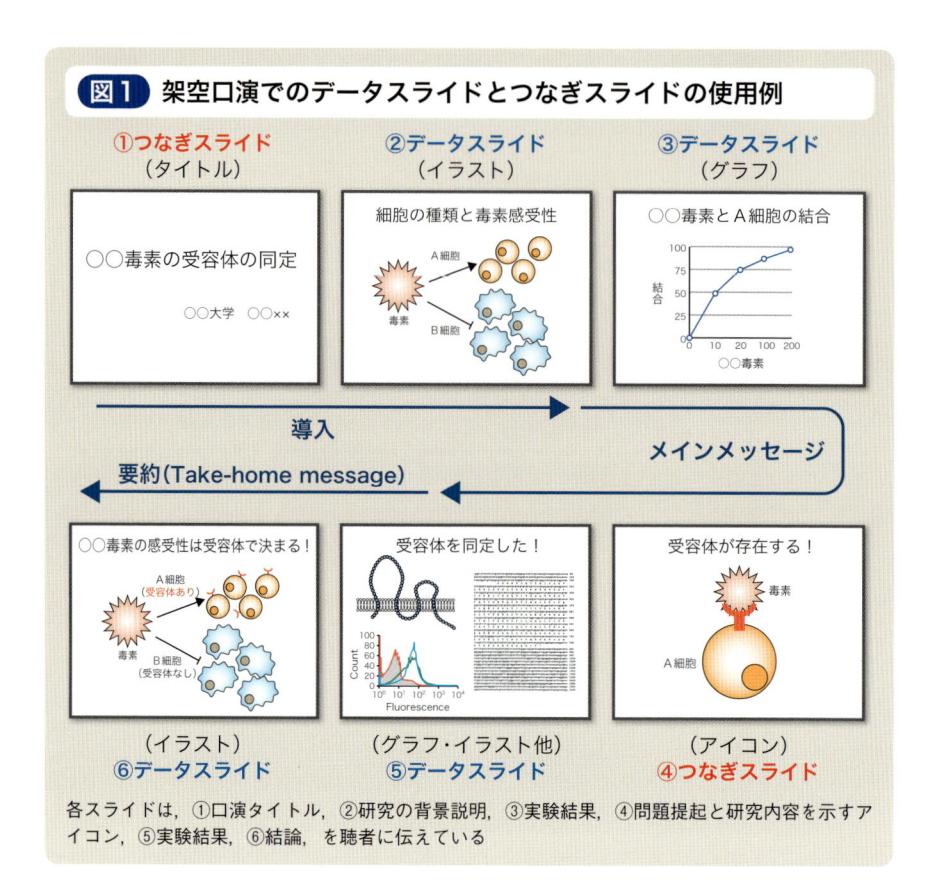

図1 架空口演でのデータスライドとつなぎスライドの使用例

①つなぎスライド（タイトル）
②データスライド（イラスト）
③データスライド（グラフ）

導入 → メインメッセージ
要約(Take-home message) ←

⑥データスライド（イラスト）
⑤データスライド（グラフ・イラスト他）
④つなぎスライド（アイコン）

各スライドは，①口演タイトル，②研究の背景説明，③実験結果，④問題提起と研究内容を示すアイコン，⑤実験結果，⑥結論，を聴者に伝えている

してあげることもある．これらはふつうはテキストで示される．さらにイラストやイメージを要所で示して聴衆の注意を惹いたり，研究内容を象徴するアイコンを見せて聴衆に強い印象を与えるために使うスライドもつなぎスライドだ．これらのつなぎスライドは，口頭発表で大切な「情報の連続性」を維持するのに使われる．口頭発表の構成から考えると，「導入」「メインメッセージ」「要約」の屋台骨を支えるのがデータスライドで，つなぎスライドは「導入」の一部，「要約」の一部と，それぞれのパートの境目で効果を発揮する．

口頭発表の中心を支えるのはデータスライドだ．しかしつなぎスライドを

上手く使うことができれば，あなたの言いたいことがより効果的に聴衆に伝わるはずである．データスライドとつなぎスライドの枚数や役割の重さの比率は，口頭発表の種類によって異なる．学会での一般演題発表を構成するのはほとんどがデータスライドになるが，一般に口演時間が長くなればなるほど，データスライドに対するつなぎスライドの割合は多くなる（べきである）．すなわち，シンポジウムや基調講演あるいは特別講演では，話題が変わる際の接ぎ穂に，つなぎスライドが使用される．人事選考のセミナー（ジョブセミナー）やグラント獲得のためのヒアリングでは，データスライドと同等かそれ以上に，自分の研究スタンスや展望を聴者に理解してもらうため，印象的なつなぎスライドは重要な役割を果たす（下記コラム参照）．

　データスライドやつなぎスライドといった考え方は，筆者特有かもしれない．しかしこのようにスライドの機能を分けて考えることで，メリハリのある口演を可能にするスライド配置ができると筆者は信じている．そこで次項では，データスライドとつなぎスライドについて，さらに詳しく考えてみたい．

コラム

山中教授の究極の「つなぎスライド」

　iPS細胞（人工多能性幹細胞）の樹立で，2012年にノーベル生理学・医学賞を受賞された山中伸弥・京都大学教授は若い頃に臨床医として苦労され，基礎研究者に転身したものの日米の研究環境のギャップに悩んだり，研究費の獲得も思うようにいかなかったりと，その研究人生はそれほど順風満帆というわけではなかったようだ．そんな山中教授に大きな転機が訪れたのは2003年のことである．科学技術振興機構の大型プロジェクトの研究費獲得のためのプレゼンテーションに臨んだ山中教授は，それまで幹細胞研究で主流であったES細胞（胚性幹細胞）の問題点をイラストにしたスライドを用意した．ES細胞は，本来は個体にまで発生する胚を破壊しなければ得ることができず，また移植した細胞が腫瘍化しやすいという欠点が指摘されていた．山中教授はこの問題点を，胚盤胞や腫瘍のできたマウスが泣いている様子をイラストにしたスライドで表現した．「審査担当だった岸本忠三・元大阪大学長は『イラストを使った説明には（説得する）迫力があった．（iPS細胞は）できるわけがないとは思ったが，『百に一つも当たればいい．こういう人から何か出てくるかもしれん．よし，応援したれ』という気になった』と高く評価した．（ヨミウリ・オンライン2012年10月9日より引用）

　その結果，山中教授は5年間で約3億円の研究費を獲得することができたという．山中教授自ら「下手なイラスト」と認められているが，このスライドは「研究内容を象徴したり聴衆に何かのインパクトを与えたりする（本文参照）」ための究極の「つなぎスライド」だったと筆者は思う．

データスライドの役割と作成のコツ

　実験結果や仮説の説明など，発表内容の軸になるデータスライドの構成パーツは，グラフ・表・イメージ（写真など）・フローチャートやイラストなどである．これらのデータスライドを作成する際の注意点をスライドの種類ごとに考えてみよう．

■ グラフの場合

　グラフは実験結果の数値を分析したり，直観的に理解するためのものである．多くの口演では，この種類のスライドが主要な役割を果たすことになる．現在では，専用のコンピュータソフトを使ってグラフを作成するのがふつうだ．実験データの記録や解析によく使用されるExcel（マイクロソフト社）などの表計算ソフトにはグラフ作成機能も用意されているが，それらの多くは科学データのグラフ作成に向いているとは言いがたい．あるいは，PowerPointやKeynoteなどのスライド作成ソフトを使用してもグラフ作成はできるが，同様に科学データのグラフ作成には機能不足である．やはり科学の世界でのグラフ作成には，それに特化したグラフ作成専用のソフトを使おう．そのようなソフトはたくさん市販されているので[※2]，好みに合わせて選択していただきたい．

　一般に，連続的な条件変化に対して得られた実験データは「折れ線グラフ」で示し，不連続な条件や独立の実験群で得られた実験データを比較するためには「棒グラフ」を使う．それ以外にもいろいろとグラフの種類はあるが，ここでは折れ線グラフと棒グラフを例にとってスライド上でのグラフのつくり方を考えることにする．

　折れ線グラフでは，縦横軸のラインとデータのラインは同じ太さか，データラインの方をより太く描く．折れ線グラフなどでデータをプロットする場合は，容易に実験群の区別がつくように充分な大きさのシンボルを使用する．棒グラフのデータを示すバーは，色やグラフィックパターン（縞模様や格子

※2：GraphPad Prism（GraphPad Software社（http://www.graphpad.com/scientific-software/prism/），国内ではエムデーエフ社（http://www.mdf-soft.com）から購入可能），KaleidaGraph（Synergy Software社（http://www.synergy.com），国内ではHULINKS社（http://www.hulinks.co.jp）から購入可能）など．

図2 折れ線グラフの例（グラフのタイトルは省略）

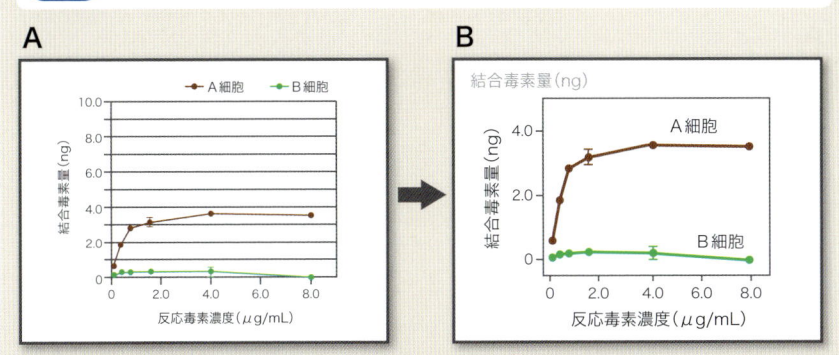

A) 見やすさを配慮していない例．データプロットのラインが細く，プロットそのものも小さい．目盛りグリッドのラインが太いのでデータが見にくい．縦軸のフルスケールが無用に大きい．ラベルのテキストや数値のフォントが小さい．B) 見やすいようにAを改良した例

など）で強調するのがふつうなので，それとは対照的に背景には単純な淡色や白色を使い，目盛りグリッドは視覚的効果を狙ったり，閾値を明確にしたいときなど，何か特別な目的がない限り使用しない．折れ線グラフも棒グラフも横軸のタイトルや数値は軸の下に表記する．縦軸のタイトルは軸の左側に90度傾けて表記するのがふつうであったが，最近は縦軸の上部に水平に表記する例もよくみられる．通常，グラフというものは異なる実験群の差異を視覚的に示すために使う．だからデータの数値軸の設定やグラフの縦横比も，その差異がはっきりとわかるように工夫する（もちろん，それが恣意的にデータの解釈を誤解させるようなものであってはならない）．

　典型的な折れ線グラフの例を図2に示す．図2Aは見やすさを配慮していない例，図2Bは見やすいように工夫した例である．軸のラベルや数値などはバランスが崩れない範囲内でできるだけ大きなフォントを使おう．縦軸のラベルは時にグレーテキストのようにグラフの左上部に掲げることもある．また，実験群の区別を凡例としてまとめるよりもグラフ内に書き込んだ方が一目でわかりやすい．棒グラフの例もあげてみた（図3）．左図では極端に見にくい例を描いた．これをシンプルに，見せたいデータの差違が明らかになるように改良すれば，だいたい右図のようになると思う．

図3 棒グラフの例（グラフのタイトルは省略）

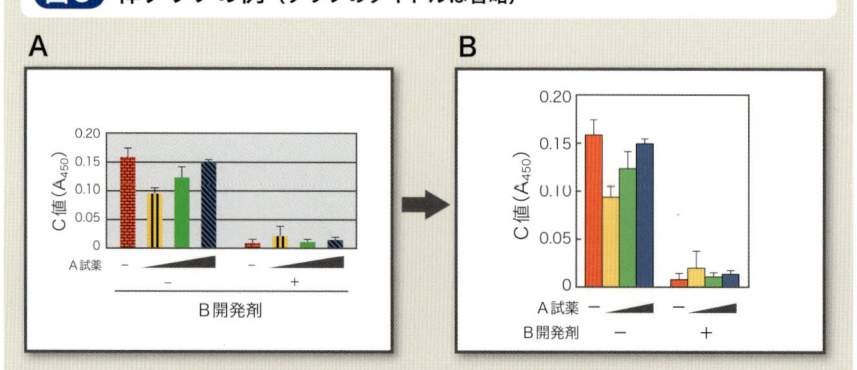

A

B

極端に見にくいAのグラフ．縦軸が短すぎて実験データの差違が読み取りにくいうえに，バーの間隔が開きすぎていて実験群の区別がつけにくい．バーのグラフィックパターンと目盛りグリッドがケンカしていて，おまけに背景色があるのでバーそのものも見にくい

■ 表の場合

　表は，実験データのみならず，資料や参考データをリストアップするときなどさまざまな局面で利用される．実験データを表にする際，そのデータはグラフ化できないのかどうか最初に検討しよう．グラフ化できるのなら迷わずそうするべきだ．**実験データを理解するのには，数字の並んだ表よりも視覚化されたグラフの方がはるかに優れている**のだから．実験データの表は，複数のサンプルについて複数の独立した結果を示すのに使われることが多い．表を作成するときは縦の列と横の行にどんな要素を置くのかよく考えないと，バランスの悪い，見にくい表になってしまうので気をつけよう．このときにポイントとなる考え方は2つある．

　1つは**「横書きのテキストが収まりやすいようにする」**ということである．例を**図4**にあげる．**図4A**は，横書きの長い文字列から成る要素を考慮せずに表を作成して，収拾がつかないくらいバランスが悪くなっている例である．この表では，全体をスライド内に収めるためにフォントも小さくなっているので読みにくい．それに対して**図4B**は，横書きの要素ができるだけ1行で収まるように表の行と列を考慮している．こうすることで全体がコンパクトにまとまり，大きなフォントが使用できる．

図4 テキストが横書きになることを考慮して，表の行と列になる要素を考えよう

A

細菌毒素と病気

疾患	ジフテリア	百日咳	破傷風	コレラ	出血性大腸炎（溶血性尿毒症症候群）	毒素性ショック症候群	熱傷様皮膚症候群	ボツリヌス中毒	ブドウ球菌食中毒	腸管毒素原性大腸菌食中毒	ウエルシュ菌食中毒
原因細菌	ジフテリア菌	百日咳菌	破傷風菌	コレラ菌	腸管出血性大腸菌	黄色ブドウ球菌	黄色ブドウ球菌	ボツリヌス菌	黄色ブドウ球菌	腸管毒素原性大腸菌	ウエルシュ菌
毒素	ジフテリア毒素	百日咳毒素	破傷風毒素	コレラ毒素	志賀毒素（ベロ毒素）	毒素性ショック症候群毒素1（TSST1）	表皮剥脱毒素	ボツリヌス毒素	ブドウ球菌エンテロトキシン	大腸菌易熱性毒素（LT）大腸菌耐熱性毒素（ST）	ウエルシュ菌エンテロトキシン
症状	局所粘膜壊死，毒素血症	白血球増多症，低血糖	神経症状（痙性麻痺）	水様性下痢	出血性腸炎，腎疾患	発熱，臓器疾患等	表皮剥脱	神経症状（弛緩性麻痺）	嘔吐，腹痛	下痢，腹痛	下痢，腹痛

↓

B

細菌毒素と病気

疾患	原因細菌	毒素	毒素による症状
ジフテリア	ジフテリア菌	ジフテリア毒素	局所粘膜壊死，毒素血症
百日咳	百日咳菌	百日咳毒素	白血球増多症，低血糖
破傷風	破傷風菌	破傷風毒素	神経症状（痙性麻痺）
コレラ	コレラ菌	コレラ毒素	水様性下痢
出血性大腸炎（溶血性尿毒症症候群）	腸管出血性大腸菌	志賀毒素（ベロ毒素）	出血性腸炎，腎疾患
毒素性ショック症候群	黄色ブドウ球菌	毒素性ショック症候群毒素1（TSST1）	発熱，臓器疾患等
熱傷様皮膚症候群	黄色ブドウ球菌	表皮剥脱毒素	表皮剥脱
ボツリヌス中毒	ボツリヌス菌	ボツリヌス毒素	神経症状（弛緩性麻痺）
ブドウ球菌食中毒	黄色ブドウ球菌	ブドウ球菌エンテロトキシン	嘔吐，腹痛
腸管毒素原性大腸菌食中毒	腸管毒素原性大腸菌	大腸菌易熱性毒素（LT）大腸菌耐熱性毒素（ST）	下痢，腹痛
ウエルシュ菌食中毒	ウエルシュ菌	ウエルシュ菌エンテロトキシン	下痢，腹痛

図5 横に並んだ数値よりも，縦に並んだ数値の方が比較しやすい

A

種々の毒素に対するマウス系統別の半数致死量

	マウス系統						
	Balb/c	B57BL/6	C3H/HeJ	C3H/HeN	DDY	ICR	SJL
ボツリヌス毒素	98	48	34	32	21	87	63
破傷風毒素	350	500	225	216	182	421	170
志賀毒素	298	450	198	161	333	217	108

単位：pg

B

種々の毒素に対するマウス系統別の半数致死量

		ボツリヌス毒素	破傷風毒素	志賀毒素
マウス系統	Balb/c	98	350	298
	B57BL/6	48	500	450
	C3H/HeJ	34	225	198
	C3H/HeN	32	216	161
	DDY	21	182	333
	ICR	87	421	217
	SJL	63	170	108

単位：pg

表内のデータはいずれも架空の数値である

表を作成する際の2つ目のポイントは**「横に並んだ数値よりも，縦に並んだ数値の方が比較しやすい（見やすい）」**ということである．図5Aと図5Bはどちらも，種々の毒素のマウス系統ごとの半数致死量を示している．この架空の実験の目的は，種々の細菌毒素に対する感受性がマウスの系統によって異なることを示すことにあるので，同じ毒素の半数致死量をマウス系統間で比較する必要がある．そのためには図5Aでは，横に視線を移動させて数値を比較しなければならない．一方図5Bでは，縦に視線を移動させて数値を比較する配置になっている．AよりもBの方が数値を比較しやすいと思うが，いかがだろう？

■ イラスト・フローチャートの場合

データスライドでのイラストは研究成果の結論や仮説を説明するのに使う．どちらかというと，イラストというよりもシンボルとなる図形を合わせたフローチャートのようなものと考えた方がいいだろう．だから写実的である必要はない．例えばマウスからある細胞を樹立したことを表すのならば，マウスや細胞のイラストが上手く描けないとしても，丸に「マウス」と書き，矢印を付けて四角形に「細胞」と書いても構わない（図6）．要は，**結論や仮説で述べたい材料やエレメントの因果関係さえわかればいい**のだから．

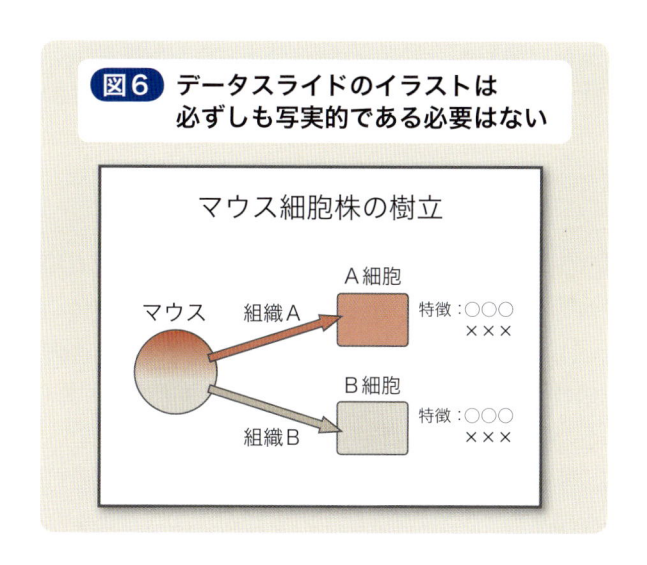

図6 データスライドのイラストは必ずしも写実的である必要はない

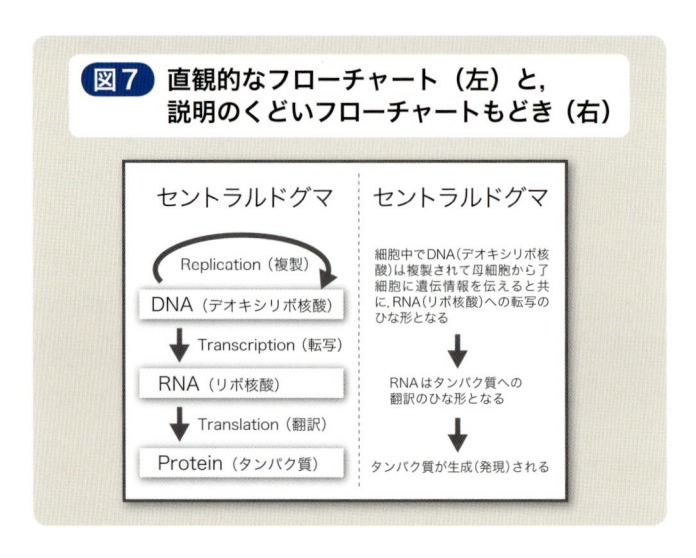

図7 直観的なフローチャート（左）と，説明のくどいフローチャートもどき（右）

セントラルドグマ

Replication（複製）
DNA（デオキシリボ核酸）
↓ Transcription（転写）
RNA（リボ核酸）
↓ Translation（翻訳）
Protein（タンパク質）

セントラルドグマ

細胞中でDNA（デオキシリボ核酸）は複製されて母細胞から子細胞に遺伝情報を伝えると共に，RNA（リボ核酸）への転写のひな形となる
↓
RNAはタンパク質への翻訳のひな形となる
↓
タンパク質が生成（発現）される

　一方，イラストの要素のないフローチャートを使って何かを説明したいときは，純粋なフローチャートに徹するように気をつけることだ．時に箇条書きなのかフローチャートなのか判然としないうるさいスライドを見かけるが，これはいただけない．試しに古典的なセントラルドグマをフローチャートにしてみた（図7）．左のフローチャートは直観的に理解できるように工夫した．詳しい説明は口述すればいい．一方，右図は箇条書きを矢印でつないだだけのフローチャートもどきである．この図の矢印はほとんど意味がないし，文章を読まされる聴衆はたまったものではない．

■ 論文の図表をそのままスライドに流用するのはやめよう

　口頭発表のスライドにおけるグラフや表の役割は論文におけるそれと違いはない．しかし，**論文に使用したグラフや表をそのまま使用するのはやめよう**（図8）．論文のグラフや表に使われるフォントはスライドには小さいし，大人数を収容する部屋で映写するには全体的な大きさのバランスも悪い．それに，基本的にモノクロで印刷される論文の図表をそのままスライドで投影すると，ラインもフォントも背景の白色に負けて痩せるのでさらに見にくく

図8 論文の図をそのまま流用した
スライド例

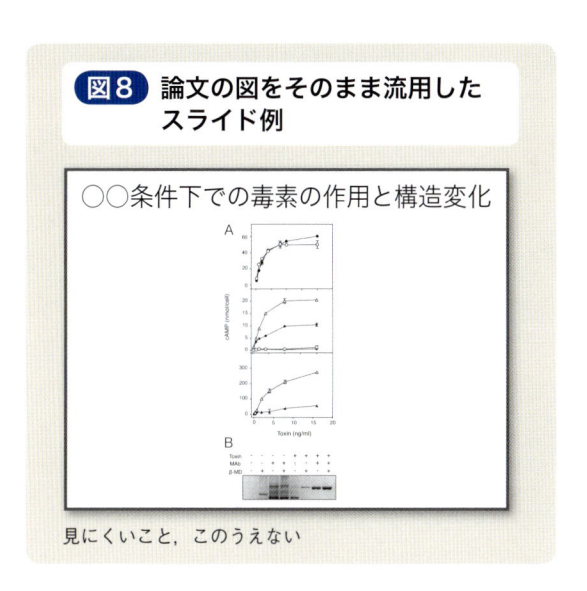

○○条件下での毒素の作用と構造変化

見にくいこと，このうえない

なる．複数のグラフやイメージの組み合わせで構成された論文の図をそのままスライドに使うのは論外だ．雑誌の体裁に合うように配置された論文のグラフや表はスライドの形に合わないので，余白が多い割にテキストやグラフが小さくなってしまう．さらに，論文上で配したAとかBとかいうパネルラベルは，口頭発表のスライドでは全く意味がない．**聴衆にとって意味のないものを見せるのは失礼だ**．さらに，論文のPDFファイルから解像度の悪い図表をコピー＆ペーストして，そのままスライドで見せると，細かい字などはたいてい判読できない．このように，論文の図表をスライドにそのまま流用するのは，いろいろな意味で発表者の気配りのなさを示す結果になるので決してやるべきではない．

　また，論文で使用したすべての実験データが口頭発表でも本当に必要なのかどうかよく考えよう．前章で紹介したように，論文発表とプレゼンテーション（口頭発表）ではストーリー構成が違うのだ．不揮発性発表である論文でこそ許されるような込み入ったグラフや電気泳動写真が，揮発性発表であるプレゼンテーションでも有効なのかどうか，スライド作成の前によく考えよう．

つなぎスライドの役割と作成のコツ

つなぎスライドはプレゼンテーションで重要な「情報の連続性」を維持するために使われる．第1章で述べたように，口頭発表は揮発性の発表であるので，常に前後の情報に関連性がなければならない．もし，発表中に話題が変わるのならば，話題が変わることをはっきりと示さねばならない．あるいは，話題の重要性を印象づけるために，それを象徴するイメージやアイコンをスライドで見せるのは効果的だ．筆者の言う「つなぎスライド」とは，そのようなときに使われるものである．その構成要素はテキストやイラスト・イメージ（写真など）である．

■ 口演タイトルとアジェンダ

プレゼンテーションの冒頭に示す口演タイトルや，発表の内容項目を列挙したアジェンダは，代表的なつなぎスライドである．特に長時間のプレゼンテーションでは，節目節目にアジェンダを見せて話題が変わることを示すのに使えば効果的だ．このことについては第2章-2の「マップを示せ！」の項（31ページ）を見ていただきたい．

■ イラストやイメージ，研究内容を象徴するアイコン

データスライドと違って，**つなぎスライドでのイラストやイメージは，研究内容を象徴したり聴衆に何かのインパクトを与えたりするのに使われる**．だからデータスライドのそれよりは，写実性が少しくらい必要だ．データスライドのイラストのようにフローチャートでいいじゃん，というわけにはちょっといかない．といっても，つなぎスライドの"研究内容を象徴するアイコン"とはどういうものか，なかなかわかりにくいと思う．百聞は一見に如かずなので，その優れた例と失敗例をあげて説明してみたい．

図9は，大阪大学大学院生命機能研究科の吉森保先生が「導入」で使われるスライドである．オートファジー研究者である吉森先生はプレゼンの冒頭で，「空腹のタコが自らの足を喰らう」という伝承をオートファジーになぞらえて，そのイメージを聴者に上手く伝えられている．このタコは研究内容を象徴するアイコンとして充分な役割を果たしているわけだ．関係者の間では

図9 象徴的なアイコンの例

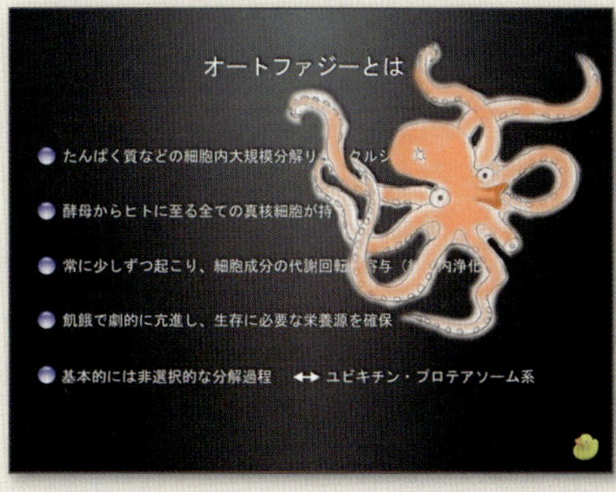

大阪大学吉森先生のスライド．このタコはご本人が描かれたそうだ．背景のテキストがタコと重なっていて見えないが，実際にはアニメーションでテキストのあとにタコが現れるので問題はない

「吉森先生といえばタコ（のイラスト）」というイメージが定着しているほどである[※3]．

　もう1つの優れたつなぎスライドの例は，アップル社CEO（最高経営責任者）だった，故スティーブ・ジョブズ氏のスライドの写真である．彼は，アップル社コンピュータ関連製品の見本市（MacWorld 2007）の基調講演ではじめてiPhoneを発表したときに，最初に「これが今度の新製品，iPhoneだ」と言って，図10のようなスライドを見せた．当時のiPodにダイヤルを装備したこのiPhoneはもちろんジョークである．しかし，iPhoneとかいう未知の携帯電話の登場を期待する聴衆にこのジョーク写真を見せることによって，ジョブズ氏は聴衆をよりいっそうプレゼンテーションに引き込み，このあとに紹介される本物のiPhoneに大きな期待を抱かせることに成功している．

※3：吉森先生のスライドの隅には必ずアヒルが描かれているというのも有名な話である．そのため「吉森先生といえばアヒル」というイメージも関係の研究領域では定着している．ご本人曰く，「これは，全スライドにアヒルが入っていて，サブリミナル効果によりアヒルを通じて皆が私（吉森先生）を記憶するという超高度技術である」とのことらしいが，吉森先生の研究内容とアヒルとの関係は一切不明（？）なので，本書のつなぎスライドのアイコン例としては取り上げない．

図10 スティーブ・ジョブズ氏の iPhone？の写真

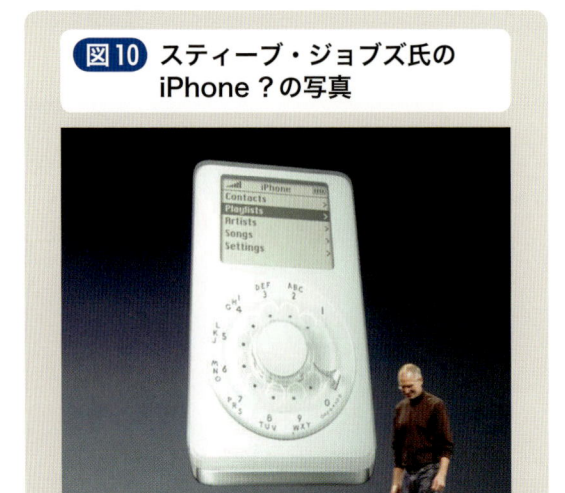

プレゼンテーションを飾る素晴らしいつなぎスライドである．出典：ITmedia PC USER

　ジョブズ氏がプレゼンテーションの達人とよばれる所以には，こうした技法の巧みさがある．

　一方，**図11**は残念ながら失敗例．口演テーマの象徴に3種類のイラストを挿入しているのだが，イラストに細かい説明を加えているため，いわゆる「うるさいスライド」になってしまっている．さらにイラストがスペースを取りすぎていて，そのために箇条書きの順番と位置関係がおかしくなっているうえに，テキストがイラストに重なって読みにくい．こうなるとせっかく用意したイラストも逆効果になる．**聴者に印象を与えるアイコンは，シンプルな方がいい**．

■ イラストやイメージの作成や利用

　つなぎスライドのイラストやイメージには写実性が必要だと書いた．絵心のある人ならば，書籍[※4]などを参考にAdobe Illustrator（アドビ システムズ社）などを使ってイラスト作成に挑戦してみよう．あるいは，写真好きの人であるならば，いろいろな写真のストックから目的にあったものをスライ

図11 つなぎスライドのイラストが効果的に使われていない例

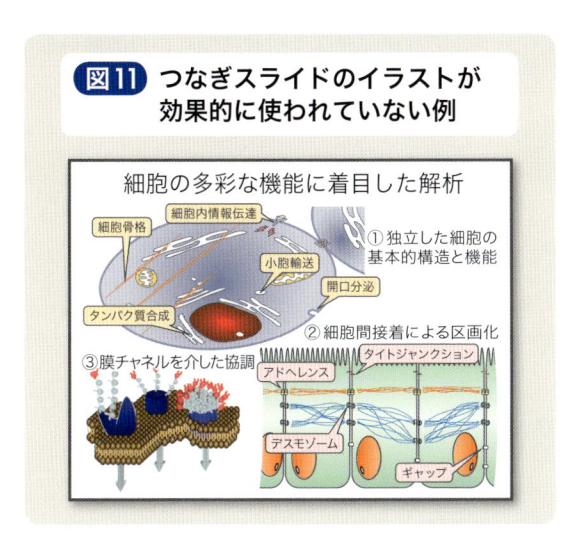

ドに転用することが可能だ．残念ながら絵心もなく写真好きでもない人は，**インターネット上のフリー素材を提供してくれるサイト**[※5]が数多くあるので利用しよう．こうして作成・収集したイラストや写真を1つのフォルダに保存しておくと，ファイル閲覧ソフト（Adobe Creative Suiteに同梱されているAdobe Bridgeなど）で内容を簡単に閲覧することができる．

データスライドとつなぎスライドを組み合わせる

　口演の準備をするときには，データスライドとつなぎスライドを組み合わせて口演内容のシナリオをつくっていくことになる．プレゼンテーションの予定が決まっている頃には研究データはすでに手元にある（はず）なので，データスライドは比較的作成しやすいはずだ．だから，口演シナリオを決めたら**まずデータスライドの順番を決める**．そして頭の中でシナリオの流れを

※4：『Illustratorのやさしい使い方から論文・学会発表まで』（門川俊明/編著，秋月由紀/著），羊土社，2008　など
※5：morgueFile（写真）：http://www.morguefile.com/やClip art factory（イラスト）：http://www.printout.jp/clipart/　など

シミュレートして，**データスライドのつながりの悪い箇所や，強調したいトピックスの前などに必要なつなぎスライドを作成して挿入する**．そうして全体的なスライドの構成を決める．このときに，あらかじめ用意したスライドが使えないことがわかったりするが，無理に入れてはいけない．逆に，新たにスライドを用意した方がよさそうなこともわかったりするが，そのときは躊躇することなくスライドをつくろう．すべては「わかりやすい」プレゼンテーションのためだ．

コラム

PowerPointとKeynote

　コンピュータでスライドを作成しようとすると，現在ではマイクロソフト社のPowerPointかアップル社のKeynoteのどちらかのソフトのお世話にならざるを得ない．PowerPointはスライド作成の事実上の業界標準である．スライドテーマ（ひな形）が豊富で，たくさんの図形パーツや写真があらかじめ準備されていて使いやすい．一方，Keynoteも熱狂的なファンに支えられて根強い人気がある．こちらはPowerPointに比べてシンプルな操作性で，よりエレガントなアニメーションやハイセンスなデザインのひな形が用意されている．双方に長短所があり，個人の好みもあるので，どちらのソフトが優れているのか一概に判断するのは難しい．

　実はKeynoteにはPowerPointのファイルを読み書きする機能があるので，これを上手く利用すれば両者の利点を活かしてスライドを作成することができる．例えば，Keynoteのエレガントなひな形をもとにPowerPointの豊富な図形パーツを使ってスライドを作成したいとき，まずKeynoteの新規ファイルを，好みのひな形（Keynoteでは「テーマ」とよばれる）で開き，用意されたすべてのレイアウト（Keynoteでは「マスター」とよばれる）をPowerPointのファイル形式で保存する．次に，保存したファイルをPowerPointで一度開いて，それを「PowerPointテンプレート（ひな形）」として再保存すると，PowerPointのプロジェクトギャラリーの個人用テンプレートの欄にKeynoteのひな形が現れる．このひな形にはKeynoteでデフォルトのテキストスタイルや図形の描画色もある程度保存される．逆に，PowerPointのひな形をKeynoteにひな形として保存することも可能だ．興味ある方は一度お試しあれ．

第3章 見てくれスライド論

2.「見やすく」を考える

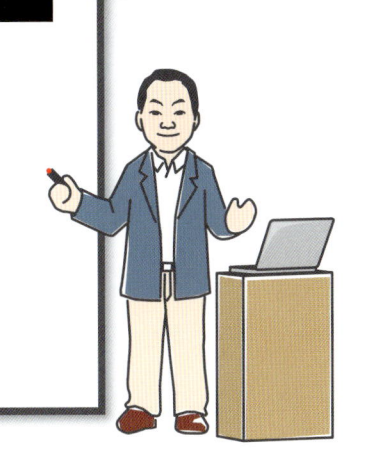

　学会などで他人の発表スライドを眺めていると，なんだか見にくいなぁ〜，いやだなぁ〜と感じたことはないだろうか？　見にくいスライドは口演内容をわかりにくくするだけではない．それを作成した演者の無神経さに，聴者が反感まで抱いてしまうという恐ろしいことになったりする．そんな事態を招くことのないように「見やすいスライド」を作成するように心がけよう．そのためにはどんなコツがあるのだろうか？

◆　◆　◆

余白を憎め！　―4：3の法則―

　限られたスペースしかないスライドで，見やすくわかりやすい図や表を配置するためのコツは，一にも二にも**「余白を減らす」**ことである．いや，「余白を減らす」という意識では足りない．**「余白を憎め！」**が，配慮のある演者の正しい心がけである．余白を憎むとスライドの見え方が変わる．

　まずは図12を見て，余白を憎んでいただきたい．余白はすべて無駄なスペースである．ここを有効利用することで，あなたはもっと見やすいスライドをつくることができるのだ．余白，憎むべし…．余白を憎むと見えてくる．図13のように，このスライドにはたくさんの余白がある．スライド内の個々

図12 じっと目を凝らして余白を憎め！

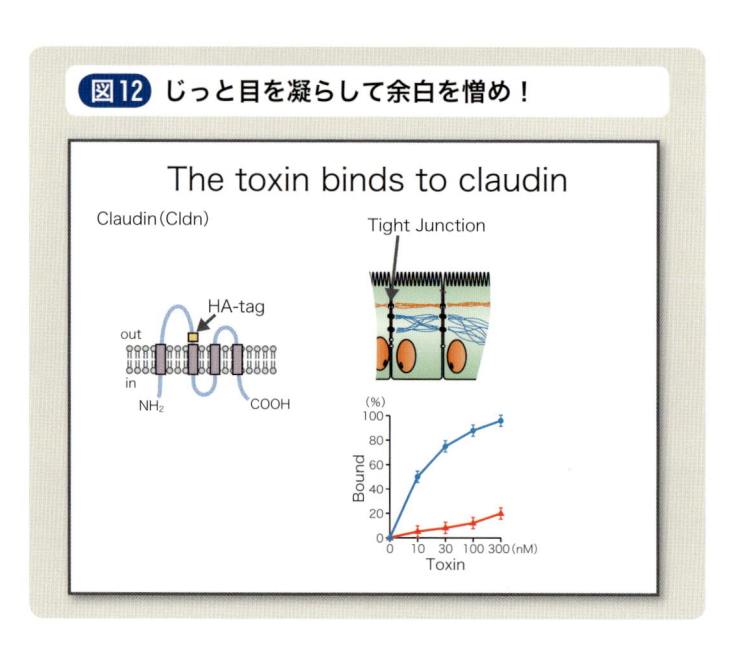

図13 一見ではそれなりに見えるスライドにも，余白を憎むと見えてくる無駄なスペース

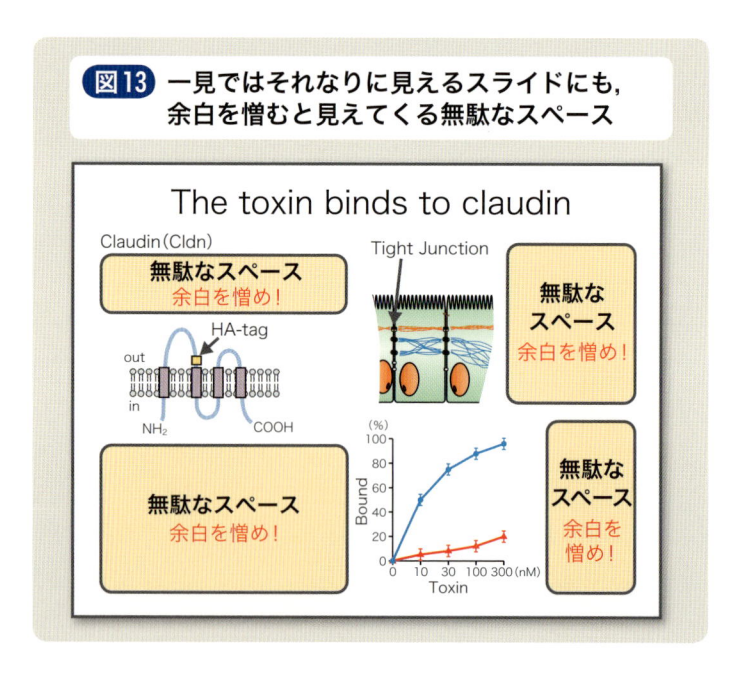

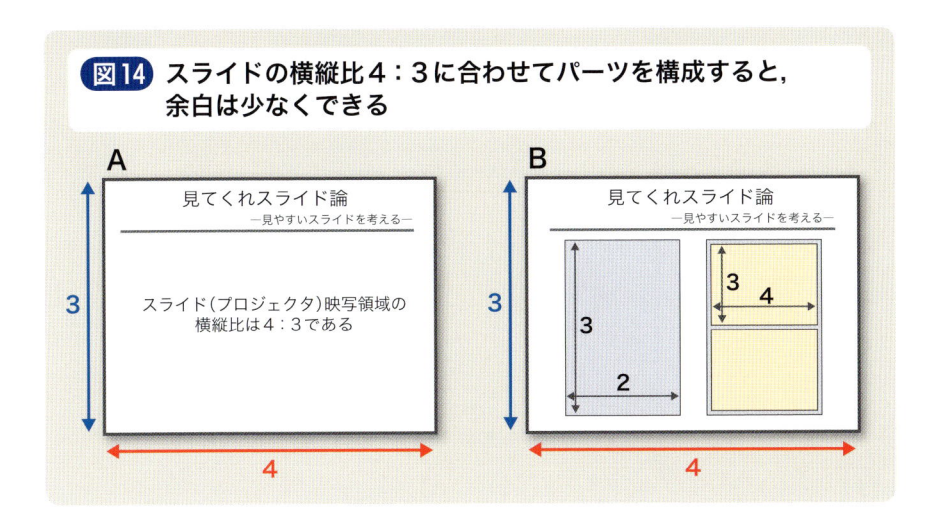

図14 スライドの横縦比4：3に合わせてパーツを構成すると，余白は少なくできる

のパーツは，シンプルに説明したいことをイラスト化しているし，グラフもそれ自体に問題はない．ただ，余白がある割にパーツのサイズが小さいので見やすいスライドとはいえない．どうしてこんなことになるのだろう？　こういう場合，スライドの映写範囲の横縦比を考慮してパーツを並べ替えてみると，同じ内容でもずいぶんと改善されるものだ．

スライドの映写範囲はたいてい800×600か1024×768ドット，つまり**横縦比は4：3**である（**図14A**）．スライドを作成するときはこのことをしっかりと頭に入れておかなければならない．横縦比が4：3のスライドにパーツを入れるときには，**図14B**のように，そのパーツも基本的に4：3，2：3（あるいは8：3というのも時にはあり得る）の横縦比で構成するようにする．そんなパーツを入れ子にして配置することで，スライドの余白を減らすことができる．

例えば，**図12**のスライドは，横縦比4：3を考慮してパーツの配置を工夫すれば余白を減らすことができる．このスライドのパーツをよく見てみると，**図15A**の点線で示したように，配置の全体構成が四角形になっていない．これではどうしたって余白ができてしまう．そこで，各パーツの大きさは変えず配置だけを4：3の横縦比の四角形内に収まるように変えてみると**図15B**のようになる．これでパーツはまとまったが，余白の広さは以前と変わらな

3-2.「見やすく」を考える

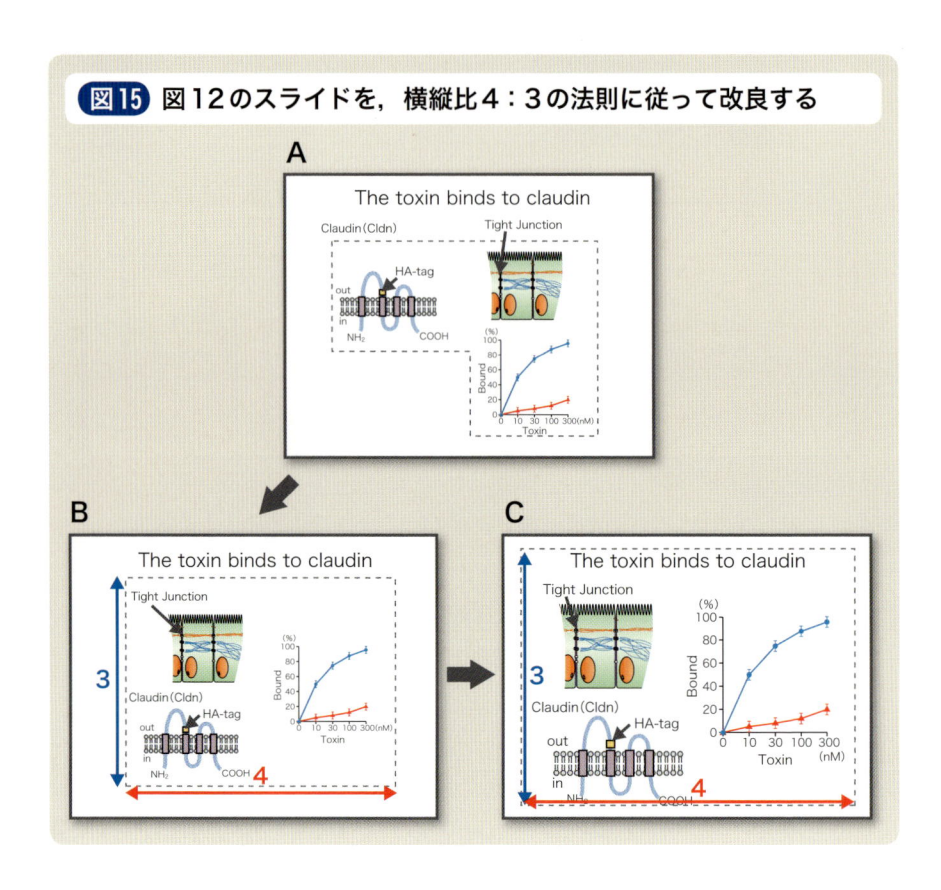

図15 図12のスライドを，横縦比4：3の法則に従って改良する

い．次に，横縦比4：3の点線四角形を拡大させながら，併せて各パーツを限界まで大きくする（**図15C**）．これで，余白の少ない，充分に見やすい大きさのパーツで構成されたスライドが完成する．余白を憎んで，4：3の横縦比を頭に入れておくだけで，それなりに見やすいスライドはこのように簡単に作成することができる．

パーツの大きさを考える
― 「バランスのとれた大きさ」という間違った感覚 ―

プレゼンテーションのスライドは，聴者に見ていただくために用意するも

のだ．だから見えないスライドはあり得ないはずなのだが，なぜか学会では，見えない・見にくいスライドに遭遇することが多い．どうしてこういうことが起こるのだろう？　その理由の1つに，スライドを作成するときに目前にある小さなコンピュータの画面で，スライド全体の大きさに対して見栄えのいい程度にバランスをとってパーツの大きさを決めてしまう，ということがないだろうか？　この「見栄えのいい程度の大きさ」という感覚が曲者で，**コンピュータ画面で「見栄えのいい程度の大きさ」というのは，実は大会場で大写しに投影した場合には「見にくいほど小さい」という結果になってしまう**ことが多いのだ．そもそも「見栄えのいい程度にバランスをとって大きさを決める」ことがそれほど重要なことか，もう一度考えてみよう．「見栄えのいい程度にバランスがとれているが，見にくいスライド」と「バランスが崩れているが，大きくてよく見えるスライド」の，どちらがプレゼンテーションのスライドとして機能するのだろう？　それは後者に決まっている．

　図16Aは，ラベルは変えてあるが，当研究室の学生さんがかつて作成した実際のスライドである．いろいろと問題のあるスライドだが，今回は「大きさのバランス」という点だけに注目してほしい．これは，筆者が考えるところの「『見栄えのいい程度』にバランスをとってパーツの大きさを考えてしまった」失敗例である．パーツはそれぞれ4：3の比率の四角形にトリミングされているし，4：3の横縦比率で配置されているが，バランスをとることを考えてしまったためにパーツが小さくて写真の細胞が見にくい．

　そこで，いっそのこと**「バランスのことなんぞ忘れてしまえっ」**と，図16Bのようにスライドの大きさ一杯にパーツを拡大し，ラベルのフォントも大きくした．このスライドを口演会場のスクリーンに映すと，きっと目を見張るほどそれぞれのパーツが大きくて，バランスはよくない．でもはっきり見えるので，プレゼンテーションのスライドとしてはこちらの方が優れていると筆者は考える．**バランスよくパーツがコーディネートされた（と思われる）スライドよりも，見えるスライドをめざそう．**もちろん，ものには限度があるので，聴者が落ち着かないくらいパーツの大きさのバランスの崩れたスライドをつくってしまったときは，少しは考え直してもいいかもしれないけれど．

図16 大きくて多少みっともなくても構わない，見えるスライドを作成しよう

A

○○毒素を作用させた ×× 細胞

未処理　　　　毒素処理1

バッファーコントロール　毒素処理2

B

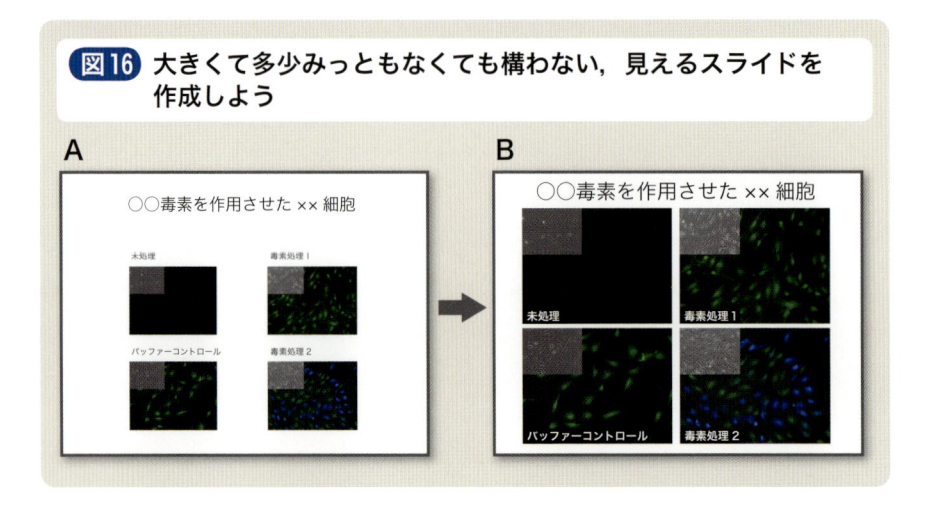

○○毒素を作用させた ×× 細胞

未処理　　　　毒素処理1

バッファーコントロール　毒素処理2

テキスト・フォントの大きさ

　時々，「スライドに使用するテキストのフォントは何ポイントくらいが適切なのでしょう？」と尋ねられることがある．しかし，ワープロのテキストを印刷出力するのならばいざ知らず，**スライド作成の場合にテキストサイズをポイント数で考えるのは注意が必要だ**．

　例えば，コンピュータがMacの場合，アップル社のKeynoteでは同じポイント数のフォントでも，作成するスライドのサイズ（ドット数）によってスライド全体に対する相対的な大きさが変わってしまう．また，PowerPointとKeynoteの間で，同じポイント数のテキストをコピー＆ペーストしても，やはりスライド全体に対する相対的な大きさは変わる〔同じポイント数だと，一般的なKeynoteのスライドサイズ（800×600か1024×768）のどちらと比べても，PowerPoint（デフォルトでスライドサイズは決まっている）でのテキストの相対サイズが大きくなる〕．つまり，PowerPointのパーツをコピー＆ペーストでKeynoteに移すと，スライドに対するテキストの相対サイズは小さくなる．また，Adobe Illustratorでポイントを指定してテキストを作成し，これをPowerPointにコピー＆ペーストすると，テキストの情報（書式）がコピーされずにポイント数もフォントの種類も変わってしまう．スラ

イドを作成するときには，さまざまなアプリケーションの素材を利用することが多いと思うが，その場合にポイントサイズを絶対値のように考えて扱うと，コンピュータの素人にはよくわからないことが起こってしまうようだ．

　そこで，テキストのサイズを考えるときも，パーツの大きさを考えるときと同様に，**「バランスのことなんぞ忘れて，とりあえず大きくはっきりと」** 作成することを第一としよう．例えば，テキストを含むスライドを作成するとき，バランスのことなんぞ忘れてしまえっと，最初は極端な大きさのテキストを使ってみる．たぶんそんなスライドのテキストは居心地が悪いほど大きいはずだ．そこで，それから徐々にサイズを小さくして，格好が悪くない程度にバランスがとれたと思う最大のテキストサイズに決める（**図17**）．こうすると，最初からバランスを考えてそれなりのサイズのテキストを貼り付けるやり方に比べて，「テキストが小さすぎて見えない」という失敗を回避できる場合が多い．いつもテキストを小さく設定してしまう，というような人にはぜひ試していただきたい方法である．

テキスト・フォントの種類

　フォントの種類もスライドパーツの重要な要素である．大雑把に区別すると，スライドで用いるフォントには明朝系（英文ではTimes系），ゴシック系（Helvetica系）と手書き系（Comic Sans系）がある．これらのフォントを気分によって使うのではなく，**一定のルールを決めて使うようにしよう．**

　例えば筆者は，タイトルや短い単語はインパクトのあるゴシック系，ある程度の文章を聴者に読んでもらう場合（そんなことは滅多にないが）は明朝系を使うようにしている．それは，一般的には文章を読むには明朝体の方が読みやすいからである（本書で使用しているフォントの配置を参考にすれば理解していただけると思う）．手書き系フォントは，テキスト自体をイラストのように扱いたいときのような，テキストに特別な意味をもたせたいときに使用する．このように，スライド作成者が勝手に決めたルールでよいから，そのルールに従ってフォントを使い分けるようにしよう．スライドの中に無秩序に多種類のフォントが使用されていると，聴者を混乱させてしまう．ま

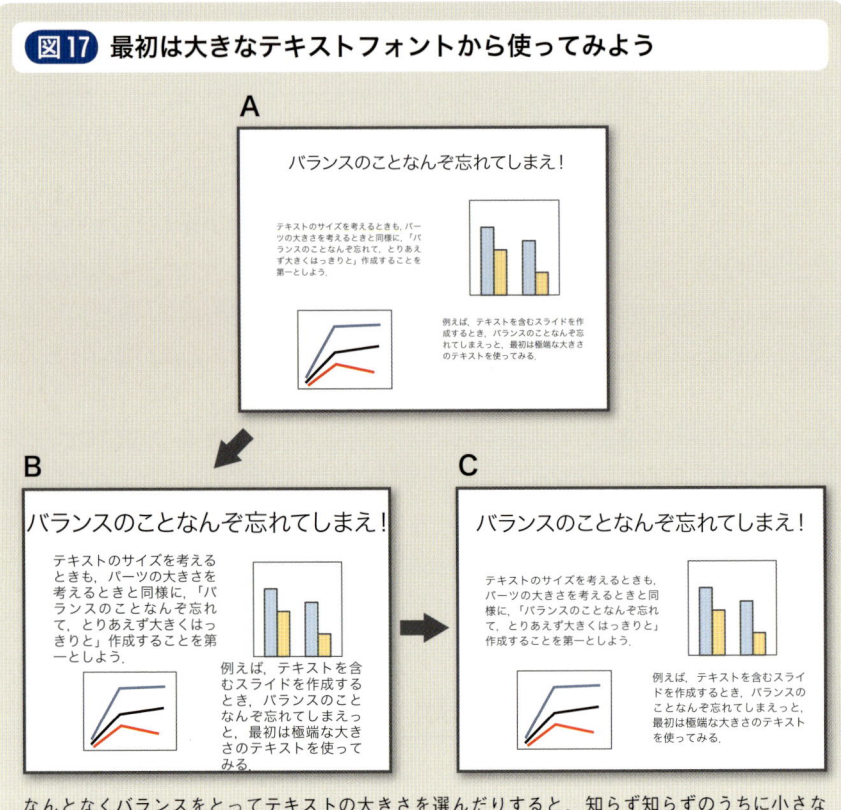

図17 最初は大きなテキストフォントから使ってみよう

なんとなくバランスをとってテキストの大きさを選んだりすると，知らず知らずのうちに小さなフォントを選んでしまうことが多い（A）．そこで，ひとまずバランスのことは忘れて，極端に大きなテキストフォントを最初に配置してみる．でもこれではあまりにも大きすぎる（B）．これを，気にならなくなる程度まで，徐々に小さいフォントを選ぶことで，見えないテキストを配置してしまう失敗は避けることができる．図中のグラフは，スライド内で配置したイメージを表したもので簡略化している

た，いずれのフォントも太字タイプ（ボールド）の方が，プロジェクタで投影したときに背景色に負けて字が痩せることがないのでスライドには向いている．

パーツが重なるのは許せない

　スライドの中で，イラストやテキストのパーツが重なっていると非常に見苦しい．そうしたスライドを作成する人は，「重ねると臨場感が出る」とか「重ねないとスライドのスペースが確保できない」あるいは「重なりはわずかで読めないわけではないし，まぁいいんじゃない？」と言い訳するが，それは作成する人の一方的な思い込みや勝手な都合である．スライドを作成するときは，「まぁいいんじゃない？」ではなくて，聴者に気持ちよく見ていただくために細部にまで心を配るべきだ．筆者は，スライドのパーツが重なるのは許せない．聴者にとって見にくいスライドになるからだ．**スライドを作成するときは，聴者にとって見やすいかどうかを最優先しよう．**

　しかし万が一，どうしてもパーツが重なってしまうような事態になったときにはどうするか？　そのような例を図18Aに作成してみた．このスライドでは，細胞間接着装置の名前をイラストの中に入れたいのだが，それだとどうしてもイラストの中にテキストが入ってしまう．実際こういう問題にはしばしば遭遇する．これはこのままでも見えないこともないが，やはり不親切だ．なんとかしよう．このようなとき，筆者は，イラストとは別のレイヤー（重ね紙）にテキストを置くような発想で対処する．例えば図18Bでは，テキストとイラストの間に半透明の白色楕円形のオブジェクトを置いて，イラストの上に重ねたレイヤーにテキストがあるように見せて際立たせている．この発想をさらに発展させたのが，図18Cのスライドである．ここでは，イラストの上に付箋紙を貼り付けるようにしてテキストを配置している．つまり，もしパーツが重なったときは，それがどう重なっているのか，どちらが上にあってどちらが下なのか，その**上下関係をはっきり見せると重なりが気にならなくなることが多い**．しかし，繰り返すが，基本的にパーツは重ならないようにスライドを構成することが第一である．

　また，背景に絵柄模様や風景写真などがあるスライドを使うと，パーツと絵柄模様が重なってしまうことは不可避なので注意が必要だ（図19）．できれば使わない方がいい．どうしても使いたいときは背景の絵柄の透明度を上げるか，彩度（色の濃さ）を下げて，くれぐれもスライドパーツの邪魔をしないように気をつけよう．

> 図18 スライドの中でパーツが重なっているのは見にくいものだ

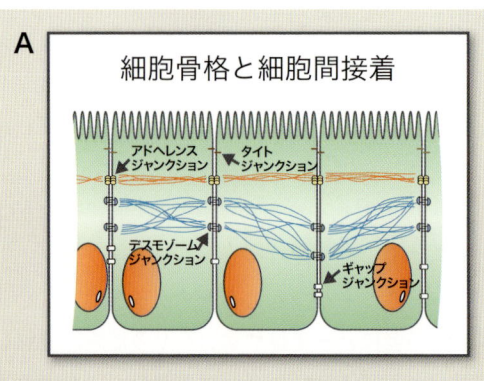

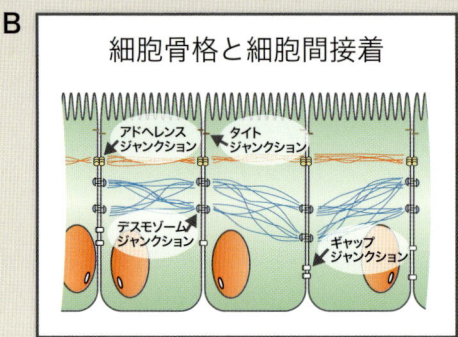

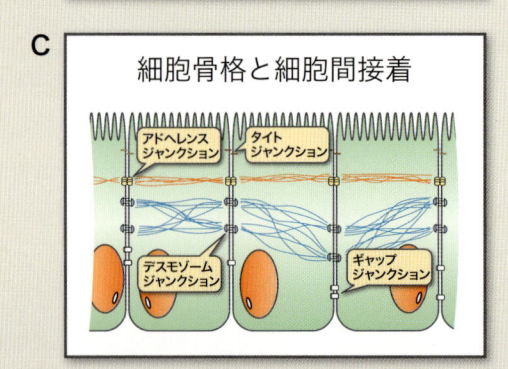

A

細胞骨格と細胞間接着

B

細胞骨格と細胞間接着

C

細胞骨格と細胞間接着

どうしてもパーツが重なってしまう場合，重なっているパーツ（A）の間に薄紙（B）を入れたり，テキストを付箋紙様のパーツ（C）に代えてみたりして，重なりが気にならないように工夫することが必要だ

図19 スライドの背景に画像を使用している例

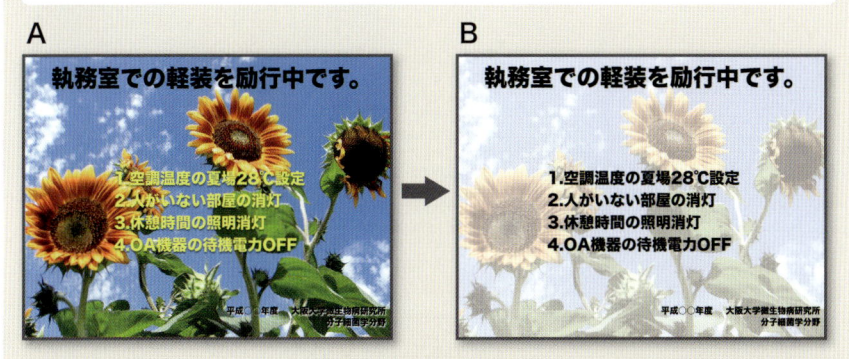

A　　　　　　　　　　　　　　　　　B

Aでは，テキストフォントを太くしたり色や影をつけたりして工夫しているが，背景の写真がどうしても邪魔をしている．それに対してBでは，背景写真の透明度を上げただけで，黒色ゴシックの通常のテキストでも容易に判読が可能になる．背景写真のもつ効果は透明度を上げてもそれほど変わらない．

カラースライドで考えること

■ シロか？ クロか？

　　スライドの配色は，見やすいスライド作成のための重要な要素である．パーツやテキストの大きさや余白をなくすことに腐心しても，配色を間違えるとすべてが台無しになる．それくらい重要だ．学会で目にするスライドの配色を大別すると，黒や濃紺などの暗色を背景にしたものと，白色系を背景にしたものとの，だいたい2通りに分けることができる．この2通りの配色の長短所を比較することによって，スライドの配色を考えることにしたい．いったい，暗色系と白色系の背景の違いによってスライド全体の色づかいがどのように変わるのだろうか？[※1]

※1：本項では色の専門家ではない筆者がスライド作成の過程で気のついたことを述べているが，色彩学的に検討したわけではない．色彩学・カラーコーディネートに興味のある方は別途専門書を調べていただきたい．

図20 暗色系背景と白色系背景でのテキストの見え方の違い

A

B　　　　C

Aの白色系背景に明度の高いテキスト（右下部）は見えないが，BとCのように，テキストに彩度がつくことによって明度の高いテキストが見えるようになる

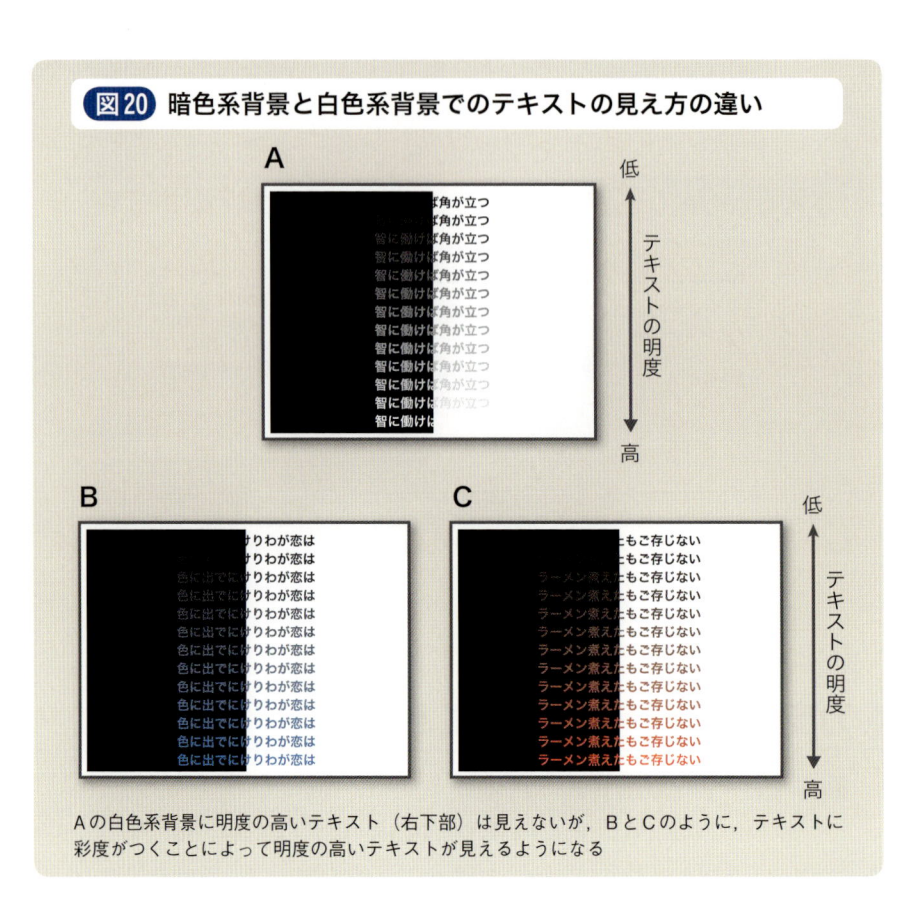

　図20Aに，左半分に暗色，右半分に白色の背景を使い，そこに明度（色の明暗）の異なるテキストを置いてみた．そうすると，当たり前だが暗色背景に暗いテキスト（図20A，左上部）や，白色背景に明るいテキスト（図20A，右下部）は見にくい．誰でも想像できるように，テキストと背景の明度が同程度だとテキストは見えない．そして逆に考えると，テキストの明度と背景の明度を逆転さえさせれば，暗色系スライドも白色系スライドも，同様の使い勝手で活用できるように思える．

　しかし実際は違う．図20Bを見てほしい．図20Aと同じ背景に寒色系のテキストを明度を変えて置いてみた．テキストに彩度（色の鮮やかさ）がつくことによって白色系の背景では明るいテキストから暗いテキストまですべ

表2 スライド背景色によるテキスト（パーツ）色の適応度

テキスト（パーツ）の色彩	（明度）	（彩度）	背景色 暗色系	背景色 白色系
	低い	低い	×	○
	低い	高い	×	○
	高い	低い	○	△
	高い	高い	△	○

○：見やすい　△：見にくいが使用可能　×：見にくい，あるいは見えない

　てを視認できるのに対して，暗色系の背景では相変わらず暗い（明度の低い）テキストは見えない．テキストを暖色系に変えてみても結果は同じだ（**図20C**）．これをさらに調べてみると，暗色系スライドでは明度の低いテキストは彩度に関係なく見にくく，明度の高い（明るい）テキストでも彩度が高いとやはりテキストは見にくいことがわかった．

　では彩度の低い色をたくさん使えば，暗色系スライドでも不自由はないのか，というとそうでもない．一般に，彩度が低くなると色の区別はつきにくくなる．淡いブルーと淡いオレンジのように，補色同士の組み合わせならばまだ区別はつきやすいが，多彩な色を使うとなるとそうはいかない．淡いブルー，淡いグリーン，淡いオレンジに淡いパープルなどのパーツが混在するスライドを思い浮かべてほしい．これらの色は意識しないとおそらく判別が難しい．**聴衆に意識させてしまうというだけでも，パーツの判別手段としてはバツだ**．それに対して白色系スライドでは明度が高くて彩度の低い（つまり白色に近い）テキスト以外は，いずれも視認しやすい．つまり，**白色背景のスライドは暗色背景のスライドよりも，使える色（色相・明度・彩度）が多い**．だから見やすいスライドを作成しやすいといえる．これを**表2**にまとめてみた．この表で掲げた色の関係は背景色とテキストに限らず，スライド上のパーツやテキストすべてにおいて適用できる．

　一方で，暗色系スライドは白色系スライドに比べて，光と影を演出しやすいという利点がある．暗色背景に明るい色彩のパーツを配置すると，パーツ

が強調されて見える．さらにパーツの色にグラデーションをつけ，それに合わせて影をつけるとパーツが浮き上がったように見えて印象的だ．**図21A**は暗色系スライドでパーツに影をつけた例である．このスライドではPMTとDNTという細菌毒素分子が細胞情報伝達系に影響を及ぼすことを示すため，それぞれの毒素分子を表すパーツに影をつけて強調している．これはこれで充分スライドとして役に立っているが，このような光と影の演出をさらに強調すると**図21B**のようになる．情報伝達経路のキー分子が浮かび上がって，ぐっと印象的なスライドになったと思うが，どうだろう？　このような効果は暗色系スライドでこそ活用できることだ．試しに**図21C**に，白色系スライドで同じように影をつけてみた．この場合は影が邪魔になって，見せたいものがかえって見にくくなってしまう．影を使ってパーツを印象的に配置するのには，暗色系スライドの方が都合がいい．ただし，こういったことは「わかりやすい」ということとは別次元の話なので，万人にお勧めできる演出方法ではないかもしれない．

■ 配色に悩む

　前項「シロか？　クロか？」では，白色系背景スライドと暗色系背景スライドの違いを述べた．それで背景色を決めたとして，その中に配置するスライドパーツにはどんな色づけをすればいいのかさらに悩まれる方も多いと思う．筆者も悩む．そこで，配色に関しての筆者の考え方を書いてみるので，参考にしていただきたい．

　まず最初に，コンピュータを駆使してスライドの色づけが自由自在になったからといって，**カラフルなスライドを作成しなければならないわけではない**，ということを肝に銘じておこう．白黒のスライドで口演をしても内容がわかりやすければ誰も文句を言わない．実際，ずっと以前はみんな白黒（あるいは白青）のスライドしか使っていなかった．当時，費用のかかるカラーのスライドを使ったりすると，「えらい金持ちでんな」と嫌みの1つもいわれるのがオチだった．だから「わかりやすければ」という条件付きで，いまでも白黒のスライドでも一向に構わないのである．そう考えてみると気楽になるでしょ？

　しかし，コンピュータ（のアプリケーション）にせっかくの機能があるの

図21 暗色系スライドは光と影を演出しやすい

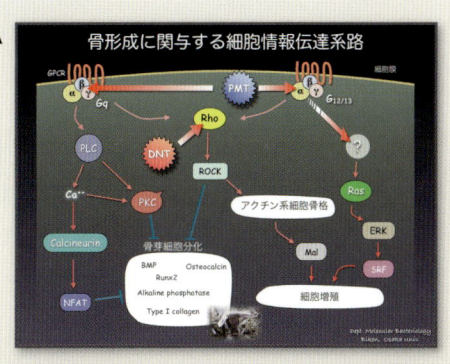

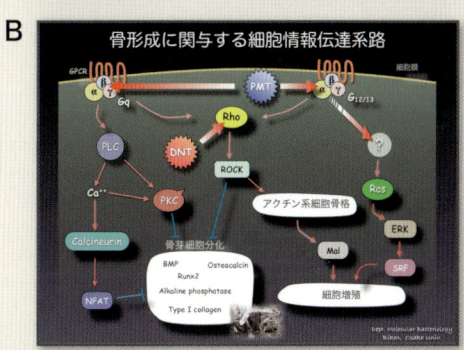

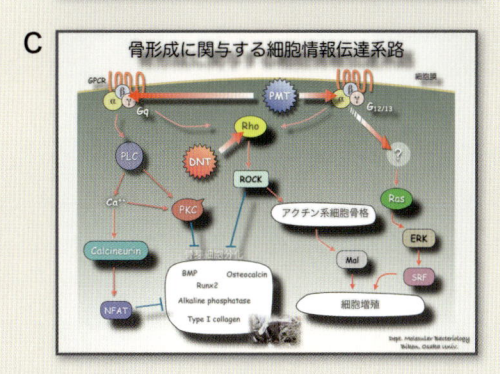

A

B

C

暗色系背景のスライドのパーツに影をつけると，パーツが浮き上がって見えて独特の効果がある（A, B）．同じことを白色系背景のスライドに施すと，影が目立ちすぎて「うるさい」スライドになってしまう（C）

図22 効果的に彩色する

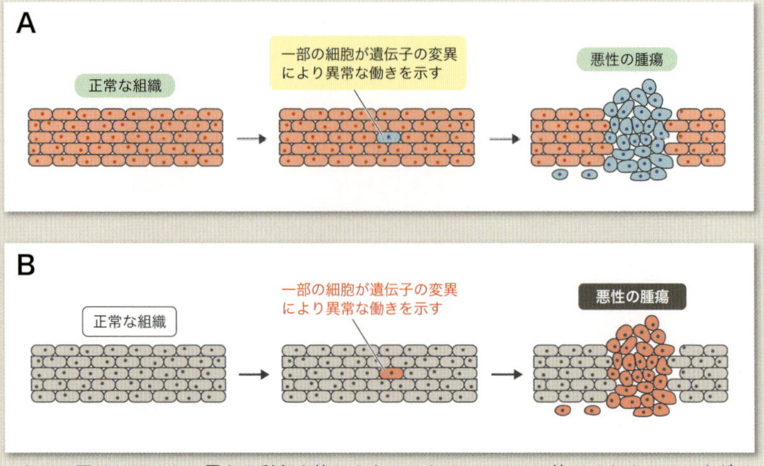

A

正常な組織 → 一部の細胞が遺伝子の変異により異常な働きを示す → 悪性の腫瘍

B

正常な組織 → 一部の細胞が遺伝子の変異により異常な働きを示す → 悪性の腫瘍

AとBは同じイラストに異なる彩色を施したものである．AはBに比べるとカラフルすぎて，悪性腫瘍細胞の範囲が目立たない

だから，カラーのスライドを作成したい，絶妙の配色でメリハリをつけたい，というのは人情である．そこで，ゴテゴテとたくさんの色を使ってしまって失敗することになる．2番目に考えていただきたいのは，**パーツは彩色されること自体で強調されるわけではない**，ということだ．**図22**のAとBのイラストを比べてみると，AのイラストはBよりもカラフルに彩色されているが，肝心の悪性腫瘍が見やすく強調されているのはBの方である．Aでは周囲の色と干渉しあって悪性腫瘍が目立たなくなってしまっている．彩色されたパーツはあくまで周囲の色との対比で強調されるのであって，パーツに色がつくこと自体でそのパーツが強調されるわけではない．大切なのは周囲の色との対比なのだ（**図23**）．

3番目に筆者が考えているのは，**たくさんの色をどうしても使わなければならないときには色の彩度と明度を少し下げる**，ということである．例えば色分けしたパーツを重ねて何かを表現するとき，明度・彩度がともに高い色を使うと**図24A**のようになる．これでは，目がチカチカして落ち着いてスライドを見ることができない．こんなスライドが何枚も続いたりすると，きっ

図23 彩色されたパーツは周囲との対比で強調される

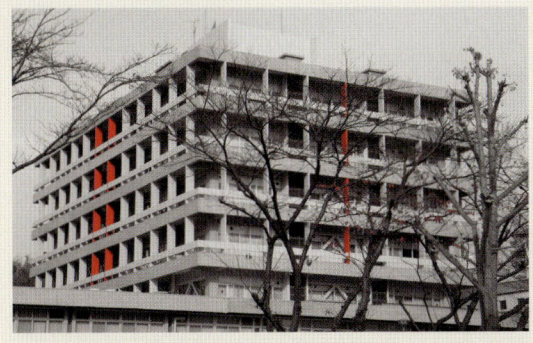

写真は大阪大学微生物病研究所の本館．灰色のコンクリート建築に赤色の柱が目立つ．おかげで，研究所関係者は訪問客に「赤いリボンのついた建物が微研です」と言って，研究所の場所を説明することができる

図24 色の彩度と明度を落として，スライドを見やすくする

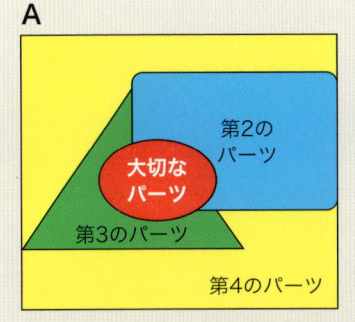

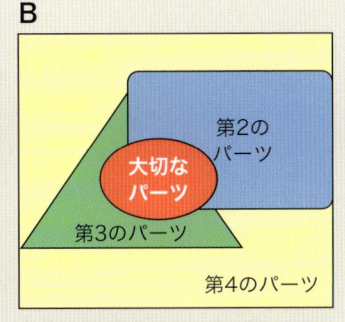

1枚のスライドにたくさんの色を使用すると，見る者の目をどうしても疲れさせてしまう（A）．そこで，同じ色合いでもそれぞれの彩度（鮮やかさ）と明度（明るさ）を落としてみよう（B）．これだけでずいぶんと見やすくなる

と聴衆を疲れさせてしまう．そこで，それぞれの色の明度と彩度を少し落としてやると，図24Bのようになる．同じような彩色でもずっと見やすくなったと思うが，いかがだろうか？

■ 原色を使って印象づける

　筆者の学生時代，赤・青・黄色などの原色系の服をいつも着ている学生がいた．その学生とは口をきいたこともなかったし，何学部の何回生なのかも知らなかったが，いつもいつも原色系の服を着ているので口の悪い友人がその学生のことを「青春原色野郎」とよびはじめ，仲間内ではすっかり有名人になった．この学生とはとうとう話をすることもなく大学を卒業して30年ほど経つが，それでもまだその「青春原色野郎」のことを筆者は覚えている．本人が意図したかどうかは別として，彼は在学中に周囲に自分を印象づけることに見事に成功したわけだ．色彩とは斯くも見る者に印象を与えるものである．

　前項「配色に悩む」では，色の明度や彩度を下げる話をしたが，もし，あなたが口頭発表で（ポスター発表でも），聴衆に何かの印象を与えたければ，突飛な色彩のスライドを作成するというのも1つの手だ．ただし，それは決め手になるスライド1〜2枚にとどめるべきで，すべてのスライドをどぎつい原色で飾ると，おそらく聴衆から反感を買うはめになると思うけれど．

■ 透過光と反射光

　現在，ほとんどのコンピュータに使われているモニターは，バックライトからの透過光で発色する「液晶ディスプレイ」だ．一方，口頭発表でスライドを映写するのに使うのは，スクリーンに光を反射させて画像を映し出す「液晶プロジェクタ」である．つまり，ほとんどすべての人は液晶ディスプレイ（透過光）でスライドを作成し，液晶プロジェクタ（反射光）でそれを発表することになる．

　透過光が映し出す色彩と，反射光によるそれとが全く同じように見えればいいのだが，実はかなり違う．専門的な解析は他書に譲るが，筆者が実感するのは，**液晶プロジェクタで投影されたスライドは，液晶ディスプレイを通してみたものに比べて明らかにコントラストが低くなる**ということだ．つまり，液晶ディスプレイで見る中間調の淡い微妙な色合いの違いは，液晶プロジェクタでは区別がつかなくなることが多い．あるいは，比較的濃い色を背景にした黒色のテキストが，ディスプレイだと見えたのにプロジェクタで映すと見えなくなる．最近は液晶プロジェクタの性能がよくなったので，それ

ほどひどいことにならなくなってきたが，大会場で用意される高出力（高輝度）の液晶プロジェクタが古い機種だったりすると，やはり中間色が全く見えなくなったりする．液晶プロジェクタを使用してスライドを作成するのならばよいが（そんな人はあまりいないと思う），そうでない場合は，**一定以上の彩度のある色を使って，明暗をハッキリさせて，コントラストの高いスライドを作成する**ように心がけよう．

■ 色覚バリアフリー

　色彩の使用にあたっては，**色覚バリアフリーの意識をもつべきだ**．日本人男性の20人に1人は赤と緑の判別がしにくい，いわゆる**赤緑色盲**[※2]であるという．また，赤緑色盲に比べて割合は少ないが，青と黄色の判別が難しい青黄色盲の方もいる．こうした方々は，あなたがイメージしたのと同じ色彩豊かなスライドを見ていない．場合によると，全くわかりにくいスライドに見えているかもしれない．色盲の方々がどのように色彩を見ているかについてはNPO法人カラーユニバーサルデザイン機構のウェブサイトなど（http://www.cudo.jp/，http://www.nig.ac.jp/color/gen/）に詳しいので見てほしい．一般に，色盲の方の大多数は赤色と緑色の区別がつきにくい．つまり，蛍光顕微鏡観察でよく見かける，赤のマーカーと緑のマーカーで色分けされた細胞や組織の画像は赤緑色盲の方には見分けがつきにくい（さらに，赤と緑の共局在を示す黄色も見分けがつきにくい）ことになる．そこで最近，いろいろな科学雑誌では色盲の方にも見分けがつくように，赤と緑ではなくマゼンタと緑を使っての色分けが推奨されている（**図25**）．

　それ以外の図表での色づかいも気をつけたい．すべての方に判別のできるカラースライドを作成するための原則的な方法というのはいくつかある．1つは，色盲の方にも判別しやすい色のみの構成でスライドを作成することである．また，赤や緑や茶色の入った図表でも，それぞれの明度を変え，そのコントラスト差で判別をつけやすくするという方法がある．しかし，「色が見

※2：「色盲」という言葉の使用については是非のあるところだが，色覚異常や色覚障害という用語に問題ありとする東京慈恵会医科大学の岡部正隆先生の主張（http://www.nig.ac.jp/color/mou.html）に賛同し，併せて提案されている「色弱」あるいは色覚の特性を表す1文字表記（C型，P型，D型など）等の表現のなかから，本書ではあえて色盲という用語を使用させていただくことにした．

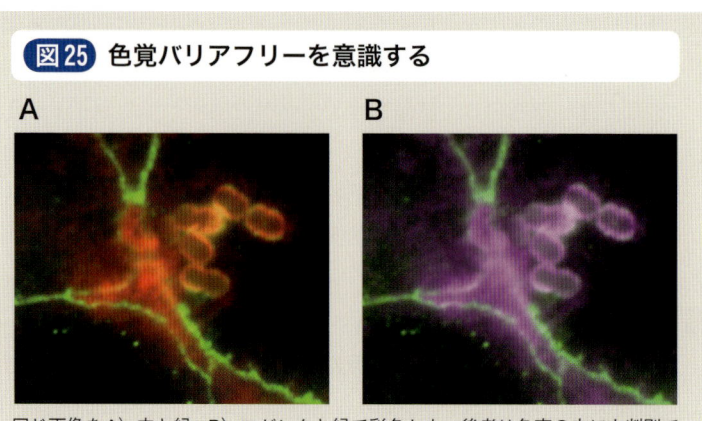

図25 色覚バリアフリーを意識する

A　　　　　　　　　　B

同じ画像をA）赤と緑，B）マゼンタと緑で彩色した．後者は色盲の方にも判別できる配色になる

にくい」ことが実感できない立場だと，知らないうちに判別しにくい色づかいやコントラストの図を作成してしまう恐れはある．それを防ぐため，ウェブ経由で利用可能な，色の見え方を再現するシミュレーター（http://www.cudo.jp/colorud/simulation/で複数が紹介されている）を試してみるのも一策だ．

　もう1つの方法は，**色の違いによってしか項目を識別できないような図をつくらないことである**．図26Aを見てほしい．このスライドにある折れ線グラフも棒グラフも，プロットシンボル（バー）の色の違いだけでそれぞれの細胞の実験群を判別しなければならないデザインになっている．つまり，色の判別ができないと，このグラフの意味は理解できない．それに対して図26Bでは，色以外にプロットシンボルの形やバーのグラフィックパターンで実験群を区別し，さらにグラフ内のデータ近傍や数値軸に実験群名を明記することによって，それぞれを判別しやすいように工夫している．このように，色以外の要素で内容を判別できる図になっているかどうかは，「白黒コピーしても容易に判別できるか？」を1つの指標にしてもいいかもしれない．

図26 色以外の要素でパーツを識別できるように工夫しよう

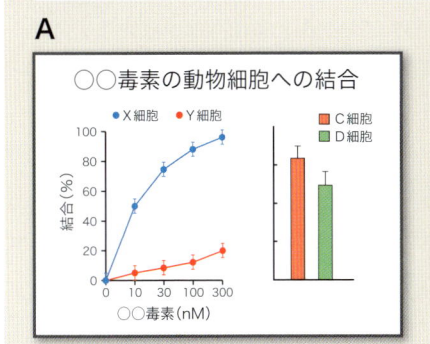

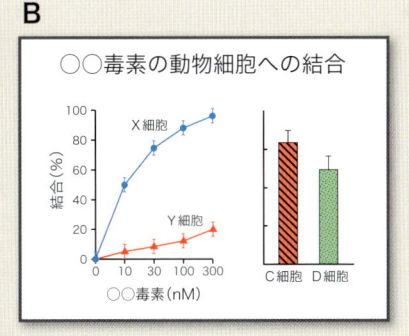

A

○○毒素の動物細胞への結合

（X細胞／Y細胞のグラフ、C細胞／D細胞の棒グラフ）

B

○○毒素の動物細胞への結合

（X細胞／Y細胞のグラフ、C細胞／D細胞の棒グラフ）

データシンボルの形やデータバーのグラフィックパターンを変えたり，グラフ内に実験群名を明記したりして，色以外の要素で内容を判別できるようにする

アニメーションとトランジション

　本質的に写真フィルムであった以前のスライドと違って，現在のコンピュータで作成された画像（本書ではこれもスライドとよんでいる）にはアニメーションやトランジションといった動きをつけることができる．アニメーションとは1枚，あるいは1枚のように見せたスライドの中でパーツに動きを与えることを指し，トランジションとはスライド切り替え時の，動きを伴った演出のことを指す．これらを効果的に使用すると印象的なプレゼンテーションが可能になる．しかし変な使い方をしてしまうと逆効果になって聴者の反感を買いかねない．

　アニメーションやトランジションを使う場合に気をつけねばならないポイントは以下の通り．①意味のないアニメーションやトランジションは使わない，②話のテンポに合うスピードとタイミングを使う，③本番前に必ずリハーサルをする，である．

■ 意味のないアニメーションやトランジションは使わない

　例えば，アニメーションを使ってテキストを出現させることを考えてみる．

スライドで使用するテキストの多くは横書きである．横書きテキストは左から右に読む．だから，アニメーションもテキストが左側から右側に出現するように設定する．これを右から左にテキストが現れるような不自然なアニメーションにすると，聴衆の理解を妨げて反感を買うはめになる．同じことはイラストでも言える．説明をサポートする自然なイラストアニメーションと，そうでない不自然なアニメーションの比較例を羊土社ホームページ（http://www.yodosha.co.jp/es/9784758108140/）で公開しているので見てほしい．特に何かを注目させたい場合を除いて，アニメーションで突飛なアクションを選択するのは考え物だ．自然に見えるアクションを選択しよう．

トランジションについても同様のことが言える．スライドが切り替わるたびに派手なトランジションを何種類も用いると，きっと聴者は鬱陶しくてしかたがない．基本的なトランジションは簡単なもの1〜2種類にとどめ，話題転換の節目などに趣の違ったトランジションを使用するなど，やはりそれなりに意味をもたせないとトランジションの使用自体が逆効果になる．

■ 話のテンポに合うスピードとタイミングを使う

アニメーション・トランジションは話のテンポにあったスピードとタイミングで使用することが大切だ．特に話のテンポに比べてアニメーションが遅い場合，口頭での説明が終わっているのにアニメーションが終わらなくて，演者と聴者が黙ってアニメーションが終わるのを待っている，というような間抜けな時間ができてしまう．一方，スピードやタイミングが話のテンポに比べて速い場合には，ストレスはそれほど感じない．だから，**アニメーションやトランジションのスピード設定に迷ったら，速めに設定する方が無難だ**．

■ アニメーションのためのリハーサル

アニメーション入りのスライドを作成したら，事前に何度もリハーサルして，どんな種類のアニメーションをどの場面で用意したのかアタマにたたき込まないといけない．アニメーションのないプレゼンでは，たとえ本番中でもスライドが映ってから話の内容を思い出して，それで言葉をつなげば格好はついた．しかし，アニメーションのあるスライドではそうはいかない．アニメーションが動いてそして終わってから話の内容を思い出しているようで

は遅いのだ．次に作動するアニメーションの内容を把握して，あらかじめ話を振っておいてタイミングよくアニメーションを見せないと効果はない．そして，アニメーションの内容を把握するためには，事前に練習するのが一番である．アニメーションをスライドに取り入れたなら，いつもよりも入念にリハーサルをしよう．

第3章　見てくれスライド論

3. 「わかりやすく」を考える

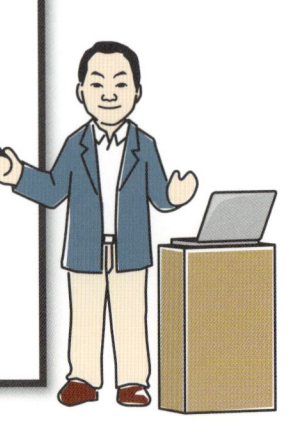

　ここまで，「わかりやすい口頭発表」をつくり上げるために，さまざまな角度からその考え方について述べてきたが，スライドを工夫することによっても，もちろん，わかりやすさを演出することができる．本項では「わかりやすい」発表をするためのスライドについて考えてみたい．

◆　◆　◆

書くな・読むな

　図27Aと図28Aは，口頭発表の「まとめ」や「材料と方法」でよく見かけるスライド例である．このようなスライドが映写されたとき，演者は大抵これをそのまま読み上げる（読み上げないとすれば，これらのスライドは全くの無駄になるので論外だ）．同時に聴者も読む．その間，それ以外の情報はもたらされない．これは時間の浪費だと筆者は思っている．スライドに書かれた文章を読み上げる間，演者は読むこと以外に何もアピールしないし，聴者も読むことに気をとられるので発表された研究内容の意味を掘り下げて考えられるわけでもない．箇条書きはよいが，それでも短いフレーズでポイントを書き上げるだけにとどめておかないと，やはり時間の無駄になる．

　そこで，それぞれのスライドを図27Bと図28Bのようにして**視覚に訴え**

図27 口頭発表でよく見る「まとめ」のスライド例

A

まとめ

・コレステロール依存性溶解毒であるストレプトリジンOは4種の機能ドメインから構成されていることがわかった．

・本毒素はドメイン4を介して標的細胞膜のコレステロールに結合し，細胞膜上で物理的な小孔を伴ったオリゴマーを形成して細胞を破壊すると考えられた．

B

ストレプトリジンOの作用機構

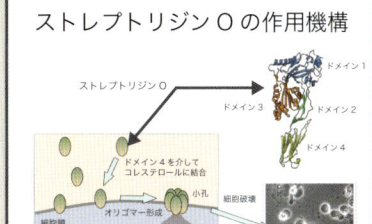

テキスト（A）よりもイラストで図示する（B）方がわかりやすい

図28「材料と方法」のスライド例

A

腸管病原性大腸菌（EPEC）による上皮細胞バリアの破壊

材料と方法

EPEC野生株（E2348/69株）の染色体上に存在する病原遺伝子群 領域（LEE）にあるTir, Intimin, CesF, EscC, Map, EspA, EspB, EspD, EspF, ORF27, CesTのそれぞれの遺伝子を，相同組換えによって欠失させた変異株を作製した．

次にヒト腸管上皮細胞株Caco-2を24穴ウェルプレートに装着したトランスウェルフィルター膜上で培養分化させ，それぞれの変異株（ウェル当たり10⁵個）を播種して任意の時間培養し，細胞層間の電気抵抗（TER）を測定することによって，上皮細胞バリア破壊能を評価した．

B

腸管病原性大腸菌（EPEC）による上皮細胞バリアの破壊

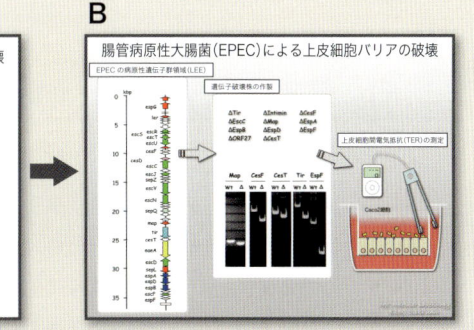

図27と同様に，テキスト（A）よりもイラストで示す（B）方がわかりやすい．また，細かすぎる情報（A，青字）はスライドに盛り込まない

てみよう．このスライドの内容はテキストばかりの図27A，図28Aの内容と同じである．しかし視覚に訴えることによって，演者はイラストやフローチャートを指し示しながら強調したいところは強調できるし，そうでない箇所はあっさりと説明を済ませることができる．このようなことは文章を読んでいては無理だ．一方，聴衆にとっても直観的に内容が理解できるので，想

3-3.「わかりやすく」を考える

像力を働かせて自分なりに内容を解釈しながら考える余裕が生まれる．なによりも，せっかく優れたコンピュータのプレゼンツールを使って作成するのに，テキストだけのスライドなんてもったいない．

ただし，英語でのプレゼンテーションは例外だ．言うまでもなく，ネイティブスピーカーから見ると一般の日本人の英語なんて言葉の使い方がおかしいし，発音もきっとむちゃくちゃだ．そこで，下手な英語を補うためにスライドに短い文章やキーワードを示して，それを読むのは1つの方法だ．こうすることで「この日本人はこの単語をそんな風に発音するのか」と理解してもらう（理解してもらえないかもしれないけれど，努力は大切だ）．あるいは発表の大事なポイントで，英語の拙さから生じる誤解を最小限にすることができる．しかしこの場合も，長い文章を書いて読むのはタブーである．理由は想像すればわかると思うが，例えば外国人が日本語の文章をスライドに示して，それを長々とたどたどしく読み始めたらあなたはどう感じるか？　時間が無駄に感じるし，退屈だし，なによりきっとその場にいたたまれなくなると思う．

聴衆に考えさせるな　—必要のない情報は話さない—

聞こえてくる情報と見えている情報が調和して頭の中に入ってくると，一般的には「わかりやすい」発表になるはずである．だから，喋っている内容と関係のないスライドを映写したり，説明する予定のない事柄がスライドに入っていたりすると，聴者は混乱することになる．演者の立場から言うと，**喋らないことはスライドに盛り込まない，スライドにないことは喋らない**，という原則をもつことは大切だ．

また，第2章-2の「持ち時間厳守」の項（28ページ）でも述べたように，必要のない情報は発表内容からできるだけ省くようにしよう．もう一度，**図28A**を見ていただきたい．青色テキストで示した部分，菌株名や播きこみ菌数，プレートの種類などが書いてあるが，こうした細かい情報が本当に必要なのかどうか？　全く同じ研究をしている人ならば興味あるかもしれないが，その他の多くの聴衆にとっては，とりあえず口演の内容を理解するのには必要ない情報だ．そのような情報を詰め込まれても聴者は混乱するだけだ．だ

から削除しよう（**図28B**ではそのような情報は省かれている）．こうした情報は，あとの質疑応答で質問されたときに答えればよい．

　こうしたことは簡単な原則のように思えるのだが，なかなか守るのが難しい．研究者は自分の学問や研究に思い入れのあるものだ．あるいは苦労した実験もあるかもしれない．そういうときに，自分の思い入れや苦労の一端を披露しようとしてこの失敗を犯す．これを避けるには，発表原稿を書くときやスライドを作成するときに意識するしかない．「いま，準備しようとしているこのデータやスライドは，本当に今回の話に必要なのか？」と，常に自問自答すること．そして切る（削除する）ときはバッサリ切ること．これが大切だ．

スライドの構成もマクロからミクロへ

　「物事を説明するときには，まず大枠を説明してそれから細部の説明をするのがわかりやすい」と第2章-2の「説明はマクロからミクロへ」の項（32ページ）で書いた．ストーリーを構成するときにこの原則を守るのは比較的容易だ．しかし，発表時に気持ちがはやって，すぐに細部の違い（すなわちミクロ）の説明に入ってしまわないように，いくつかの工夫が必要であるとも書いた．同様に，スライドの構成を工夫することによっても，「マクロからミクロへの説明」を忘れないようにすることができる．

　図29を見てほしい．筆者はこのような形式のスライドをよく用いる．このデータスライドのタイトル「○○毒素のA細胞に対する作用」は，ここで説明したいことの全体像（つまりマクロ）である．さらにそれぞれのデータに付したサブタイトルがミクロと考えていただきたい．そして，タイトル・サブタイトルを順を追って説明する．「……そこで『○○毒素のA細胞に対する作用』を調べました．最初に『毒素の細胞への結合』を調べると××でした．また毒素による『細胞の形態変化』は△△で，そのときの『細胞内Rhoの修飾』を見ると□□でした」と，**話題のマクロとミクロにあたるタイトル・サブタイトルを適切にスライド内に配置する**ことで，知らず知らずのうちに先走ってデータの細かい説明をしてしまうのを防ぐわけである．

図29 スライドの構成もマクロからミクロへ

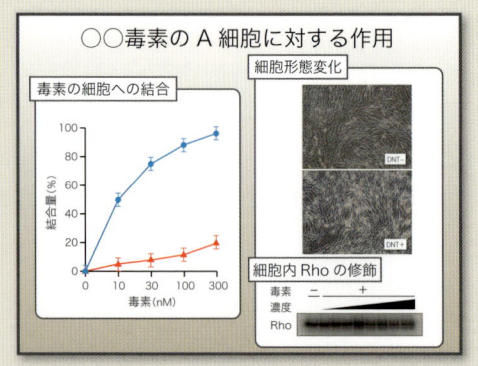

○○毒素のA細胞に対する作用

スライドにタイトル（マクロ）とサブタイトル（ミクロ）をつけて，明確にマクロからミクロへ説明するように心がけよう

コラム

新しいプレゼンテーションソフトの可能性

　最近，新しいプレゼンテーションツールとして，Prezi (http://prezi.com/) というソフトが注目を浴びている．現在最もよく使われているスライド作成ソフトのPowerPointやKeynoteが，基本的に紙芝居のようにしてプレゼンテーションを進めていくように設計されているのに対して，Preziは1枚の大きな紙のあちらこちらに書き込まれたパーツをカメラを移動するようにしてズームインしたりズームアウトしたりして映し出すという，全く新しいコンセプトを背景にしている．興味のある方は上記サイトで公開されているPreziファイルをご覧いただきたい．作成したプレゼンテーションの公開が原則になるが，無料のウェブツールを使って簡単にプレゼンテーション（さすがにPreziで作成したファイルは「スライド」とはよべない）ファイルを作成できるほか，有料サービス（ファイルの非公開が可能）を選べばデスクトップに作成ツールをダウンロードしてネット接続のないコンピュータ上でも使用することができる．ファイル形式などいくつかの制限はあるが，画像やPDFファイルの埋め込みも可能である．プレゼンテーションの新しい可能性を示してくれそうなPreziだが，忙しい研究者にとってプレゼンテーションソフトを変えることは，それまでの資産（保存ファイル）の移行にひと苦労することを意味するので，かなり敷居が高い．それに，せっかくPreziを使って目新しいイカしたプレゼンテーションファイルを作成しても，口頭発表する学会側の機材がそれに対応していなければ全く役に立たない．プレゼンテーションにかかわる周辺環境はまだまだ自由度が低い．しかし少なくとも「スライドはPowerPoint2010（Windows7）でアニメーションのないファイルを作成してください．それ以外のファイルには対応しません」とかいう学会運営者側の硬直した発想は考え直してほしいと思うのは筆者だけだろうか？

第3章 見てくれスライド論

4. Before-After スライド編

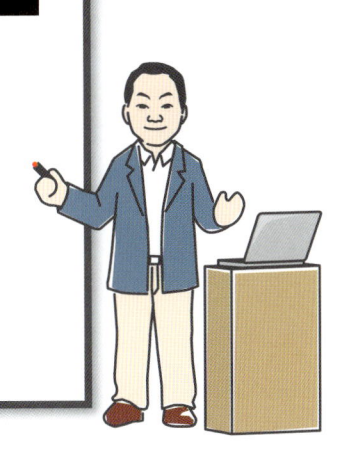

　最近10数年のコンピュータの性能の進歩によって，プレゼンスライドの作成はずいぶんと楽になった．そればかりか，スライドの色合いやテキストフォントを変えたり，アニメーションやトランジションを加えたりして，見せるための演出も自由自在だ．そのことで楽しく見やすいスライドは増えたが，一方で粗製乱造とはいわないまでも，安易なスライドづくりで見にくくわかりにくいスライドも頻繁に目にするようになった気がする．「見やすくわかりやすいスライド」の作成ポイントはこれまでに述べてきたとおりだが，スライドが見にくくわかりにくくなる要因は，実はそれほど単純ではない．そこで本項では，当研究室に在籍した複数の学生さんたちのスライドを例にあげ，どこが見にくくわかりにくくて，どうすれば改善できるのかについて考えてみた[1]．

◆　◆　◆

---

[1]：本項で取り上げたスライドは，素材や配置はそのままにして内容を変えている．実験結果はすべて架空のものである．

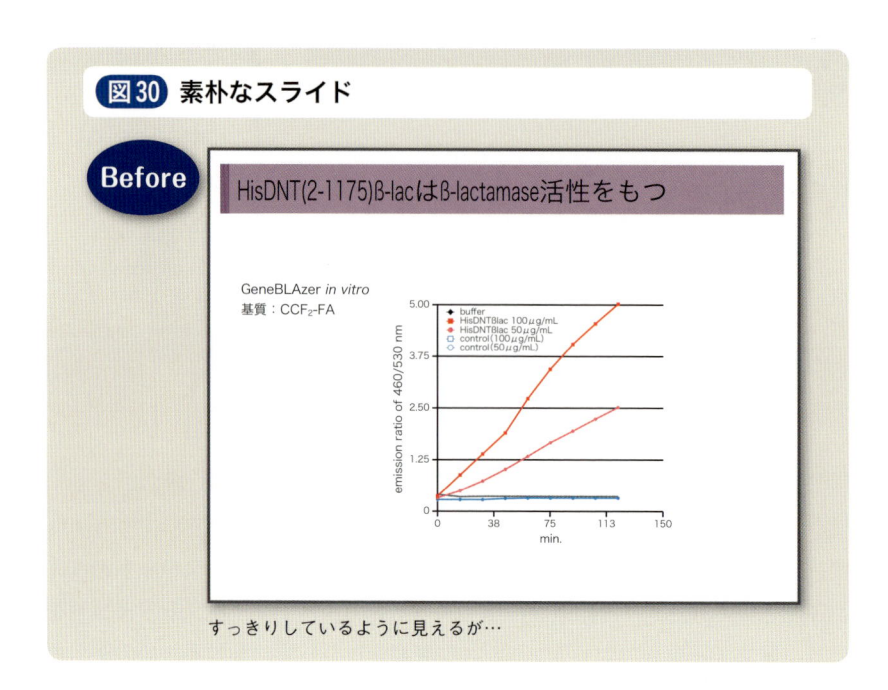

図30 素朴なスライド

Before

HisDNT(2-1175)β-lacはβ-lactamase活性をもつ

GeneBLAzer *in vitro*
基質：CCF$_2$-FA

（グラフ：emission ratio of 460/530 nm 対 min.、buffer、HisDNTBlac 100μg/mL、HisDNTBlac 50μg/mL、control (100μg/mL)、control (50μg/mL)）

すっきりしているように見えるが…

①純粋で素朴にもほどがあるスライド

　最初に掲げる図30はツッコミどころ満載の，非常によい「拙いスライド例」（?）である．β-ラクタマーゼのドメインをもつ組換えタンパク質 HisDNT$_{(2-1175)}$ β-lacのβ-ラクタマーゼ活性を，CCF$_2$-FAという基質（"GeneBLAzer"は製品名）を使って測定した実験結果を示している．本章をここまで読んでくださった方々にはツッコミどころがおわかりいただけるかと思う．

　このスライドを一言で形容すると「純粋で素朴」ということになろうか．悪く言えば「無頓着」である．実験データを強調するでもなく，わかりやすい説明を心がけるでもなく，ただ表計算ソフトで作成したグラフを貼り付け，しかしタイトルには背景色をつけて自己主張させている．このスライドには，図31に示したようにたくさんの問題点がある．これらを整理すると，以下のように4種類に大別できる．

①無駄なスペース：最初に目につくのは，グラフの左右と上部にある広大な余白だ．本章-2で示した「余白を憎め！」の精神で無駄なスペースを極力減らそう．

図31 素朴なスライドには問題点がいっぱい

実はツッコミどころ満載

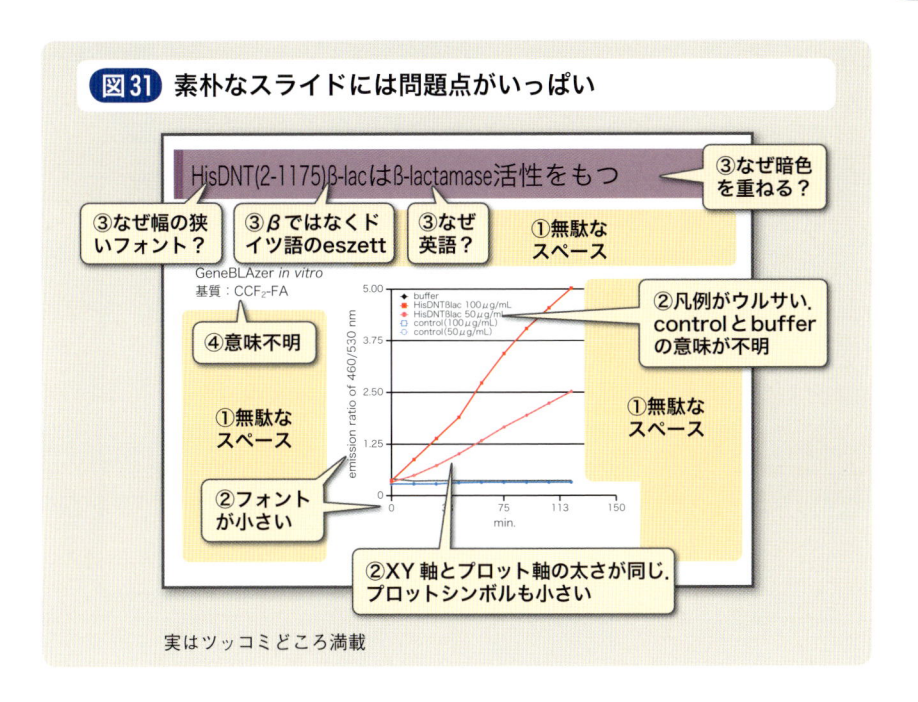

② グラフそのものが見にくい．プロット軸やプロットシンボルが細くて小さすぎて見にくい．ラベルに使用されているフォントが小さい．凡例が込み入っていて，聴者には意味不明の記述がある．

③ タイトル表示に配慮がない．タイトルの英数字にわざわざ幅の狭いフォントが使われている．β-ラクタマーゼのベータがギリシャ文字ではなくドイツ語のeszettが使われている．これは明らかな誤用．さらに日本語のタイトルでなぜかβ-ラクタマーゼだけが英語でスペルアウトされている．黒字のタイトルにわざわざ紫の暗色系の背景をつけている．このタイトルのテキストと背景の関係は，本章-2の**表2**（71ページ）にあるように明度が低く彩度の低いテキストと暗色系背景色の「見えない組み合わせ」に近く，実際に見にくい．

④ 意味不明の記述がある．読んで理解できない情報は，必要のない情報だ．本章-3で述べた「聴衆に考えさせるな」の精神で書き直してみよう．

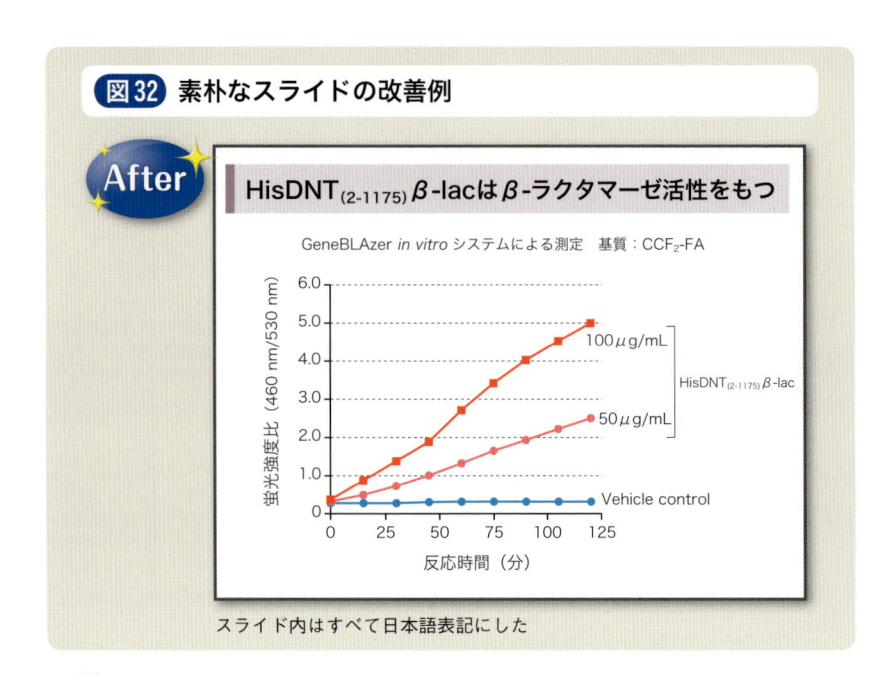

図32 素朴なスライドの改善例

After

HisDNT$_{(2-1175)}$ β-lacはβ-ラクタマーゼ活性をもつ

GeneBLAzer *in vitro* システムによる測定　基質：CCF$_2$-FA

(グラフ：縦軸 蛍光強度比 (460 nm/530 nm) 0〜6.0、横軸 反応時間（分）0〜125。HisDNT$_{(2-1175)}$β-lac 100 μg/mL、50 μg/mL、Vehicle control)

スライド内はすべて日本語表記にした

　以上の問題点を改善したのが**図32**のスライドである．いかがだろう？　もちろんこれが唯一無二の改善例ではないが，皆さんそれぞれの好みに応じて改善したとしても，これまでの項であげたポイントを押さえていただければ，同じような見やすいスライドになるはずだ．

②薄いスライド

　図33のようなスライドを，筆者は「薄いスライド」とよんでいる．ここで言う「薄い」とは色合いやコントラストのことではない．スライド面積あたりのメッセージ性が「薄い」ということだ．**図33**のスライドに配置されたグラフの横縦比は4：3に近似していて，確かに「余白を憎め！」（本章-2）の精神に則っているのだが，見にくい．それはこのグラフが何を見せるためのグラフなのか考慮されずに無理矢理4：3の比率で引き伸ばされたために，無意味に大きなサイズになってしまっているからである．タイトルから察するに，このグラフのポイントは，このアッセイ法によるHisDNTβlacの検出限界が5μg/mLである，ということのようだ（5μg/mLのHisDNTβlacで

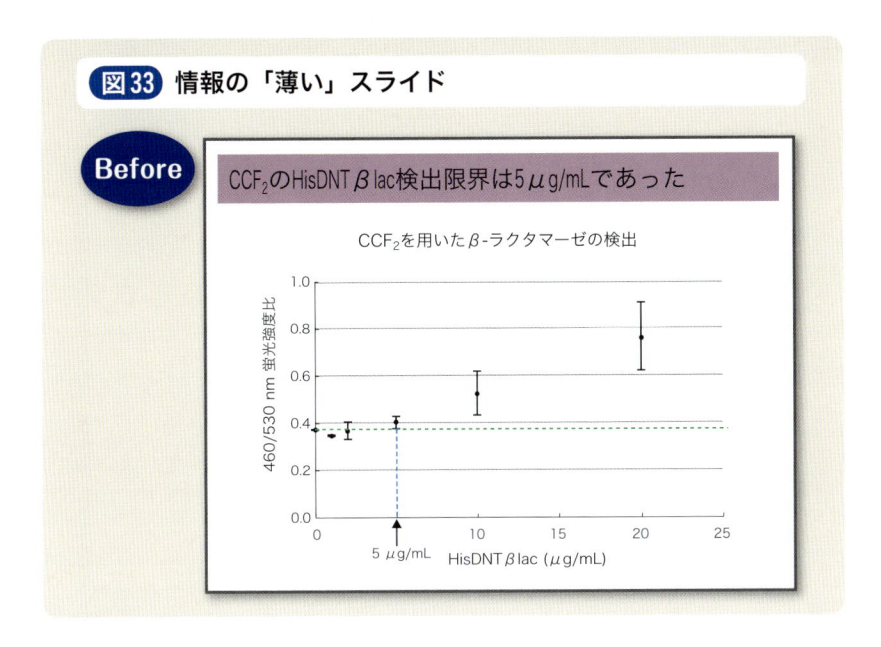

図33 情報の「薄い」スライド

Before

CCF$_2$のHisDNTβlac検出限界は5μg/mLであった

CCF$_2$を用いたβ-ラクタマーゼの検出

(グラフ：縦軸 460/530 nm 蛍光強度比 0.0–1.0、横軸 HisDNTβlac (μg/mL) 0–25、5μg/mL地点を矢印で示す)

の縦軸データが，陰性対照と比べて有意差があるかどうかは，とりあえず考えない）．さらに，反応の直線性も見せたいのかもしれない．それらのポイントを見せる目的には，このグラフは適当ではない．

そこで，図34上のようにグラフの横縦比を変えて縦長にするとともに，縦軸の数値を変えてみた．プロットシンボルも大きく見やすいように変えた．グラフを縦長にしたことで，最小検出値（5μg/mL＝0.4蛍光強度比）が陰性対照に比べて高いことをより明確にして，5μg/mL以上での蛍光強度比データ間の直線性もわかりやすくする．ただし，このグラフではスライドの左右に余白ができる．他に関連のデータがない場合は仕方ないが，検出限界を示したうえでさらに見せたいデータがあるのならば，それを「余白を憎め！」の精神で並列させて，1枚のスライドで説明できるようにすれば「濃い」スライドになってさらによいと思う（図34下）．

図34 情報の「薄い」スライドの改善例

After

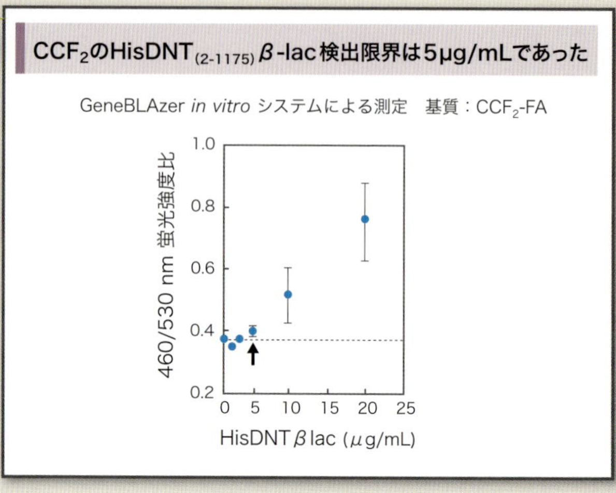

CCF$_2$のHisDNT$_{(2-1175)}$ β-lac検出限界は5μg/mLであった

GeneBLAzer *in vitro* システムによる測定　基質：CCF$_2$-FA

(グラフ：縦軸 460/530 nm 蛍光強度比、横軸 HisDNT β lac (μg/mL))

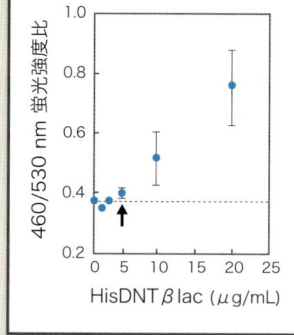

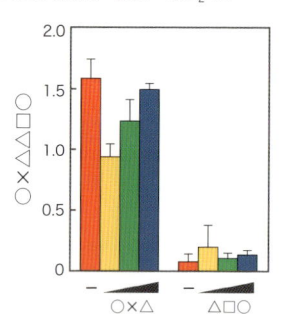

CCF$_2$のHisDNT$_{(2-1175)}$ β-lac検出限界は5μg/mLであった

GeneBLAzer *in vitro* システムによる測定　基質：CCF$_2$-FA

上）グラフをコンパクトにして見せたいポイントを見せる．縦軸の底値が0.2から始まっていることに注意．下）さらに関連データのグラフがあるのならば，それも配置して余白を埋めてしまおう

> **図35** ルール無用のスライド

Before

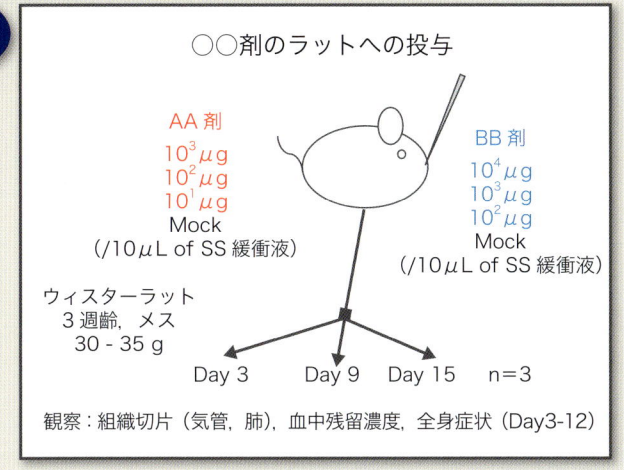

○○剤のラットへの投与

AA 剤
$10^3 \mu g$
$10^2 \mu g$
$10^1 \mu g$
Mock
(/10μL of SS 緩衝液)

BB 剤
$10^4 \mu g$
$10^3 \mu g$
$10^2 \mu g$
Mock
(/10μL of SS 緩衝液)

ウィスターラット
3 週齢，メス
30 - 35 g

Day 3　Day 9　Day 15　n=3

観察：組織切片（気管，肺），血中残留濃度，全身症状（Day3-12）

どういうルールでパーツが配置されているのか全くわからないので，どこから見ればよいのかもわからない

③ルール無用のスライド

　図35のスライドは実験方法を示しているようだが，実にわかりにくい．なぜか？　ふつう，人は，上から下，左から右，というように無意識に一定のルールでスライドを見る．しかしこのスライドは，一体全体，どこから見ていいのかわからない．中央上部に苦労して描かれたラットがいて，その左右に投与した薬剤の情報が書かれている．Day 3, Day 9, Day 15 という単語がその下に並んで，ラットから出た矢印で結ばれている．これはどうやら投与後の日数のようだ．つまり，このスライドを正しく読もうとすると，まず中央上部のラットに目をやり，左右の薬剤情報を読み，ちょっと下がって Day 3, Day 9, Day 15 という単語を見て，それが投与後日数であることを理解してから，「観察」と掲げられた1行で実験の内容を知る．その左上にはラットの情報が，ラットのイラストからずいぶん離れた位置に書かれている．これはどうしたってわかりにくい．

　これらのパーツを，左から右，上から下への見る順序に従って，わかりや

図36 ルール無用のスライドの改善例

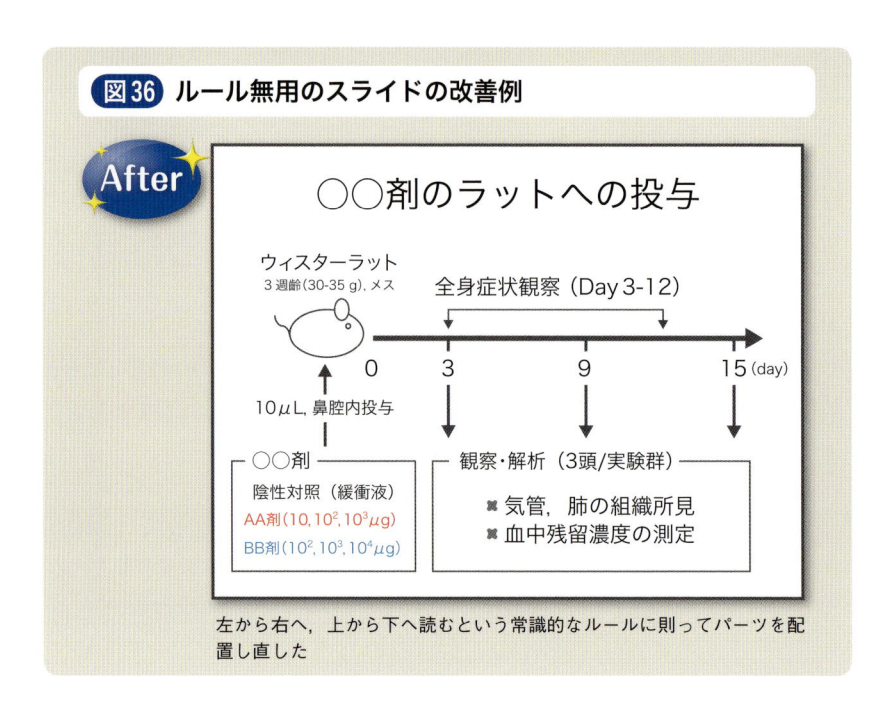

After

○○剤のラットへの投与

ウィスターラット
3週齢 (30-35 g), メス

全身症状観察 (Day 3-12)

0　3　9　15 (day)

10 μL, 鼻腔内投与

○○剤
陰性対照（緩衝液）
AA剤 (10, 10^2, 10^3 μg)
BB剤 (10^2, 10^3, 10^4 μg)

観察・解析（3頭/実験群）
- 気管，肺の組織所見
- 血中残留濃度の測定

左から右へ，上から下へ読むという常識的なルールに則ってパーツを配置し直した

すく並べ直したスライドが**図36**である．あまり説明の必要もないと思うが，左から右に見る方向に従って，投与後日数の時間軸を置き，全体を横縦比4：3に近づけるべくパーツを配置している．薬剤の情報はラットの上に置きたいところだが，4：3の枠組みにパーツを収めるために下に置き，矢印で方向を示した．原図のラットの鼻先にある針状のイラストは，鼻腔内投与のニードルを示しているようだがわかりにくいので「鼻腔内投与」と明記した．また原図のSSという緩衝液の種類は不必要な情報なので削除したが，もしこの実験において緩衝液の種類が重要な意味をもつ場合はこの限りではない．

図37 散漫なスライド

Before

△△剤の
ラット血中濃度

Day3　　Day9　　Day15

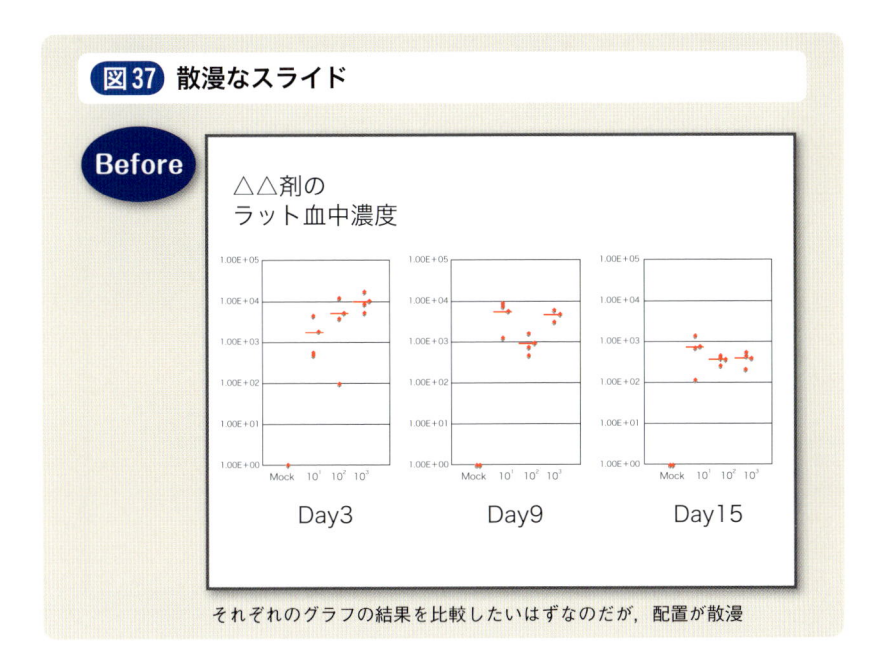

それぞれのグラフの結果を比較したいはずなのだが，配置が散漫

■ ④散漫なスライド

　同じ形式で同様の数値データが並んだグラフは，スライドにするときに1つにまとめられるかどうか最初に考えてみるとよい．**図37**はそんなスライドだ．同じ形式のグラフがバラバラに並べられていて，相互の数値を比較するにはどうも散漫である．そこでこの例では，縦軸のラベルを共通にしてそれぞれのグラフを近接させ，プロットシンボルの形状を変えてお互いに数値の比較をしやすいように工夫してみた（**図38**）．実験目的によるが，実質上何も投与しない「Mock」のデータは必要ないだろう．また，コンピュータでの指数の表記形式（1.00E＋01など）の数値ラベルは聴者には何が書かれているのか一見してわかるものではない．本章-3の「聴衆に考えさせるな」の心得をもって平易な表記に書き換えよう．

図38 散漫なスライドの改善例

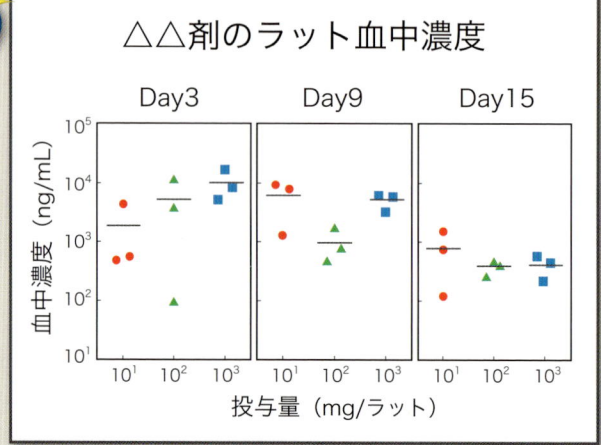

After

△△剤のラット血中濃度

Day3　Day9　Day15

血中濃度（ng/mL）

投与量（mg/ラット）

縦軸の数値ラベルを共有させて，それぞれのグラフを近接させる．いろいろな意味で見やすく改善されたと思うが，何よりも「比較してほしい」という発表者の意図を示すことが大切

⑤表はとっても難しい

　図39のスライドにある表は，BBという薬剤を動物に投与して，6時間後に気管と肺から回収されるBB剤の残留量を測定し，その際，臓器に現れる△△所見の存否を記録してまとめたものである．BB剤量の測定には時間を要するため投与時には実投与量が不明なので，理論値をもとに投与量を決めて，投与後に得られた実測値とともに投与量が併記されている．そもそも多くの要素からなる実験なので，図39のように，結果をなんとなく表にしただけではちっともわけがわからない．そこで，列と行の基本的な要素を変えずに作成し直した表が図40である．

　原図の表左上の「6 hr」は何のことかわからないので，「投与後6時間」と明記する（聴者に考えさせるな）．原図にはない数値の単位を，改良版では右上に付した．原図最下部のイラストとフローチャートもどきの組み合わせは，それほど重要な情報を提供しているわけでもないので，すべて削除する．それと，科学的データを表にするときは，一般に縦線を入れないのでこれも消

図39 見やすい表を作成するのは難しい

Before

BB剤の効果と組織残留量

6 hr

実投与量	予定投与量（理論値）					
	10^3		10^4		10^5	
	7.1E+03	△△所見	7.1E+04	△△所見	7.1E+05	△△所見
気管 回収率	6.5E+02 9%	−	1.4E+04 20%	−	5.7E+03 1%	+
肺 回収率	5.1E+03 72%	+	4.5E+04 64%	+	8.9E+03 1%	+
計 回収率	5.7E+03 81%		5.9E+04 84%		1.5E+04 2%	

肺　気管　→　DT-20による粉砕 2回　→　希釈後，測定

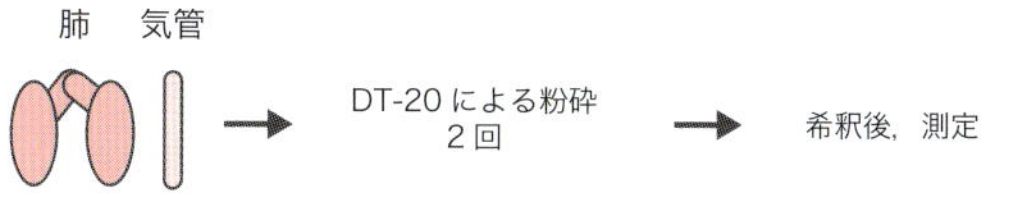

この表の一番の問題点は同じ列（カラム）の中に異なる要素（残留量と回収率）が混在しているところである

してしまう（単に慣習に基づくというだけではなくて，実際に縦線のない方が表は見やすい）．薬剤の回収率は見やすいように列に組み直し，残留量も回収率も「縦に視線を移動させて数値を比較する配置〔本章-1の図5（50ページ）〕」にして，指数の表記も書き直した．これで幾分か見やすくなったと思う．しかし筆者の本音を言うと，この実験結果は表にせざるを得ないけれど，できるなら表で実験結果を示すのは避けたいところなのだ．それほど表は，作成するのも見せるのも難しい．

図40 図39のスライドの改善例

BB剤の効果と組織残留量

投与後6時間　　　　　　　　　　　　　　　　　　　単位：μg

組織	実投与量（予定投与量（理論値））					
	7.1×10^3 (10^3)		7.1×10^4 (10^4)		7.1×10^5 (10^5)	
	残留量（回収率%）	△△所見	残留量（回収率%）	△△所見	残留量（回収率%）	△△所見
気管	6.5×10^2 (9%)	−	1.4×10^4 (20%)	−	5.7×10^3 (1%)	＋
肺	5.1×10^3 (72%)	＋	4.5×10^4 (64%)	＋	8.9×10^3 (1%)	＋
計	5.7×10^3 (81%)		5.9×10^4 (84%)		1.5×10^4 (2%)	

列（カラム）を整理して，見やすいように工夫してみた

⑥ メリハリがあるんだかないんだか，よくわからないスライド

　プレゼンテーションの冒頭で研究の背景を説明するために，図41のようなスライドがしばしば使われる（筆者はこのように字ばかりのスライドはまず使わないが）．このスライドの目的は研究対象の説明と問題提起である．しかし，これを見て何か落ち着かない気分になる人は多いと思う．テキストフォントは充分に大きい．太文字を使ったり，強調したい文言には彩色した背景を使っていて，メリハリがあるように見えるのだが，実際は読みにくくわかりにくいスライドに仕上がっている．このスライドでは，異なる項目が色分けされた四角形の枠で区別されているものの，それぞれの項目がどのように違うのかわからない．項目内で箇条書きされた内容が，そもそも箇条書きで並列させることのできない内容になっている．例えば，図41のスライド中央の枠内箇条書きの「・ミャンマー：〜〜〜」で始まる行と，「・河川・湖沼からも〜〜〜」で始まる行の内容を比べると，前者が発生年と場所を明記しているのに，後者には具体的な情報が何もない．このように**情報として等価でないものは箇条書きにするべきではない**．このスライドの内容を読むたび

図41 メリハリがあるのかないのかわからないスライド

Before

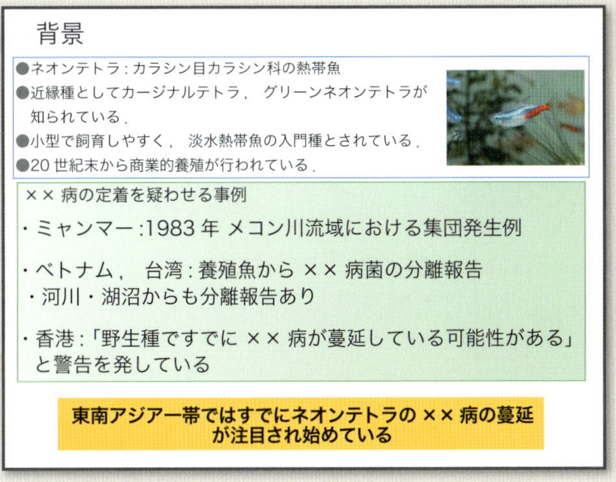

背景
- ネオンテトラ：カラシン目カラシン科の熱帯魚
- 近縁種としてカージナルテトラ，グリーンネオンテトラが知られている．
- 小型で飼育しやすく，淡水熱帯魚の入門種とされている．
- 20世紀末から商業的養殖が行われている．

××病の定着を疑わせる事例
- ミャンマー：1983年 メコン川流域における集団発生例
- ベトナム，台湾：養殖魚から××病菌の分離報告
- 河川・湖沼からも分離報告あり
- 香港：「野生種ですでに××病が蔓延している可能性がある」と警告を発している

東南アジア一帯ではすでにネオンテトラの××病の蔓延が注目され始めている

このスライドには「とにかく調べた（思いついた？）ことを書き上げてみました」みたいな内容が詰まっている

に，聴者は逐一頭の中で再解釈を迫られる．

そこで，筆者流にこのスライドを改良するとすれば（くどいようだが，筆者はこのようなスライドをほとんど使わない），**図42**のようになる．この改良版では，最も言いたいことである「東南アジア一帯ではすでにネオンテトラの××病の蔓延が注目され始めている」という文章を，短いフレーズにしてタイトルに掲げている．最初の枠内の項目は研究対象にあたるネオンテトラの説明なので，それを項目の小タイトルにする．次の枠内で箇条書きされた内容は，情報としてほぼ等価になるように，すべてに場所と発生年を加えて書き換えた．もし可能なら，文献名を明記する方がより客観的でよいと思う（ただし，その文献情報が本当に聴衆の役に立つのかどうかは不明だ）．スライド全体を見やすくするために，彩色は排除した．

図42 図41のスライドの改善例

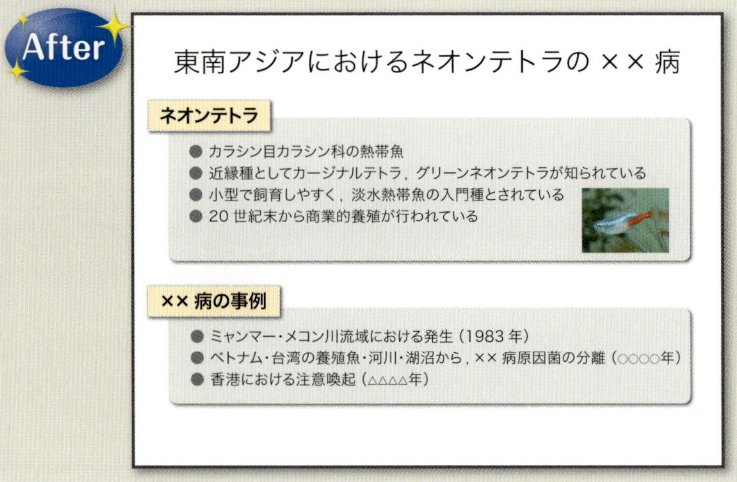

東南アジアにおけるネオンテトラの××病

ネオンテトラ
- カラシン目カラシン科の熱帯魚
- 近縁種としてカージナルテトラ，グリーンネオンテトラが知られている
- 小型で飼育しやすく，淡水熱帯魚の入門種とされている
- 20世紀末から商業的養殖が行われている

××病の事例
- ミャンマー・メコン川流域における発生（1983年）
- ベトナム・台湾の養殖魚・河川・湖沼から，××病原因菌の分離（〇〇〇〇年）
- 香港における注意喚起（△△△△年）

内容を整理して，見やすく改善してみた．項目ごとの彩色を排して，代わりに小タイトルを付けた．最も言いたいフレーズはスライドタイトルに

■ おわりに

　本章では，見やすいスライド・わかりやすいスライドを作成するコツについて述べてきた．しかしここで述べたコツをすべて頭に入れれば，まるで方程式でも解くようにしてよいスライドができあがるわけではない．本項であげたBefore-Afterのスライドも，ほんの1つの改善例を示したにすぎない．
　実際には，見やすいスライドを作成する考え方は山ほどあり，本章で述べたのはその基本でしかない．基本を押さえておくことは大切だが，筆者はさらに，「このスライドは聴者にとって見やすいか？　わかりやすいか？」を常に考えながらスライドを作成するクセをつけることを皆さんにお勧めしたい．それが，上手にスライドを作成できるようになるための確かな道なのだと思う．

第1章　プロローグ
第2章　聴衆に捧げる口頭発表
第3章　見てくれスライド論
第4章　よってらっしゃいポスター論
第5章　プレゼンテーションを支える
　　　　思想と経験と根性

　学会のポスター発表は，縁日に並ぶ露店に似ている．参詣道に並ぶ屋台テント．その垂れ幕には売り物の名前や屋号が掲げられ，店主は客の気を惹くために売り口上の声を張り上げる．客の殺到する屋台はいつも混雑しているし，そうでない屋台はいつまでも閑古鳥が鳴いている．道行く参詣人のほとんどは露店の前を通り過ぎるだけなのだが，屋台や客と混然となって縁日の活気ある風景を醸し出している．金魚すくいもタコ焼きもないが，ポスター発表の会場はこれに似ている．屋台の店主であるあなたの売り物は，あなたの大切な研究成果だ．参詣人（学会参加者）のほとんどは冷やかし気分（？）で歩いているが，あなたの工夫次第では，実りある商いができるかもしれないチャンスの場である．

第4章　よってらっしゃいポスター論

1. ポスター発表を考える

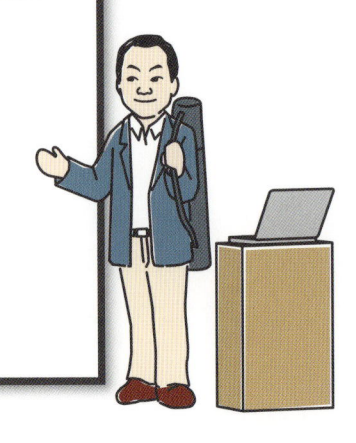

　各種の学会においてポスター形式の演題発表が一般的になったのはそんなに古いことではない．筆者の学生時代には（少なくとも当時の筆者の関係領域では），このような発表形式はあまり採用されていなかった．おそらく学会に申し込まれる発表希望演題数が増えて，開催期間に全演題を口頭発表として捌ききれなくなってポスター発表が採用されはじめたのではないかと思う．すなわち最初は苦肉の策で利用された発表形式だったのかもしれない．このような経緯からか，ポスター発表は口頭発表の枠からはみ出した余計物の発表のように考えられて，これを嫌う発表者もいた．しかし，口頭発表にはないポスター発表の利点が認識されるようになって，いまでは規模の小さなミーティングでも口頭発表と並列で行われるほどポスター発表は一般的になった．確かに，ポスター発表には口頭発表にない利点がたくさんある．問題は，発表者がそのことをどれだけ理解しているかどうかにあると思う．

◆　◆　◆

ポスター発表とは

　ポスター発表とは何か．研究成果を横90 cm×縦120 cm程度のポスターに書き込み，これを学会主催者側が用意したボードに掲示し，発表者は決められた時間（デューティータイム）にポスター前に立って他の参加者に内容

を説明する,という発表形式だ.ポスターは,小さな学会だと会期中ずっと掲示されることもあるが,大抵は毎日貼り替えられる.つまり発表者側から見ると,自分の発表ポスターは少なくとも一日中会場で掲示できるということになる.

　ポスター発表は,テキストと図表（と口頭説明）から成る.だから不揮発性の論文発表と同等かというと,さにあらず.ポスター発表に使われる平均的な大きさのポスターが容れることのできる情報量は論文のそれに比べてとても小さいので,記載されるのはやはり研究成果のエッセンスに絞られる.ポスターに記載された情報は,観客がメモを取ることができるし写真に収めることもできるので（やり方によってはこれが問題になったりするが）,揮発性・不揮発性でたとえるならば,ポスターが掲示されている間に限って,その情報は不揮発性だ.だから,少し詳しく材料や方法を書き込んだり,結果に深い考察を与えたりすることは可能だ.しかし,**論文と全く同じ構成でポスターを作成するのはお勧めしない**.観客側から見ると,ポスター発表を観るのに論文を読むような長い時間は取れないので,できるだけ短時間に研究成果のエッセンスを拾い読みしてもらえるように工夫するべきである.つまり,ポスター発表の場合,**最重要項目は「要約あるいは目的」と「結論あるいはまとめ」**のオモテ看板である.個々の実験結果やその考察は,あくまでそのオモテ看板にぶら下がるお品書きだと割り切ろう.

　さて,こうしたポスター発表形式のどこがよくて,どこがダメなのか,**表1**にあげてみた.それぞれ個別に考察してみよう.

表1　ポスター発表の長所と短所

長所	●長時間,研究成果を掲示できる ●質疑応答の時間に制限がない ●聴者の興味やレベルに応じて,伝える内容を変えられる
短所	●事前に関心のない参加者にアピールすることが難しい ●発表に長時間の待機が義務づけられる ●研究内容が漏洩しやすい ●ポスターの作成や持ち運びに特別な工夫や配慮が必要

ポスター発表の長所

■ 長時間，研究成果を掲示できる

　これはポスター発表の大きな利点である．口頭発表，特に一般演題だと，学会で与えられる時間は10分程度，長くてせいぜい20分までである．それに対してポスター発表では，ポスターを掲示している時間をすべて発表時間として利用できると考えていいだろう．ポスター発表には発表者による口頭説明のデューティータイムがあって，見かけ上は発表時間が限られているように見える．しかしその時間外でも，学会参加者が人影まばらなポスター会場に足を向けて，ゆったりとポスターを眺めているという姿は（特に大きな学会では）いくらでも見ることができる．このような参加者の目をとめさせ，あなたの研究に興味を抱かせることができれば大成功だ．**あなたが居ないときでも，ポスターはあなたの研究を宣伝してくれる**のである．

■ 質疑応答の時間に制限がない

　質疑応答時間が限られている口頭発表と違って，ポスター発表ではあなたがポスターの前に立ち，参加者が質問をする限り，ディスカッションを続けることができる．つまり，質問者も発表者も時間が足りなくて欲求不満に陥ることは（大抵は）ない．質問の意図がわからなければ何度も聞き直すことができるし，誤解されているなと思ったら何度も言い直すことができる．

■ 聴者の興味やレベルに応じて，伝える内容を変えられる

　これはポスター発表のもう1つの大きな利点である．第2章で述べたように，口頭発表ではあらかじめ想定される聴者の経験や知識のレベルに合わせて，発表者は発表内容を構成する．逆に言えば，発表者が想定した聴者層にあてはまらない聴者にとっては，あなたの口頭発表は専門的すぎたり初歩的すぎたりして，少々つまらないものになる可能性がある．これに対してポスター発表では，マンツーマンのディスカッションが可能なので，相手のレベルを推し量りながら説明内容を変えることができる．これは発表者と聴者の双方にとって大きなメリットだ．利害が合えば，共同研究の約束をして名刺交換するもよし，意気投合すれば，そのあとどこかに飲みに行ってもよし…．

ポスター発表の短所

■ 事前に関心のない参加者にアピールすることが難しい

　口頭発表は，会場に着席した聴衆の面前で発表者が入れ替わり立ち替わり自分の研究成果を発表する，というのがパターンである．だから聴者は，興味の有る無しにかかわらず，座ったままで目の前の発表を聴いていればいい．発表がつまらなければ黙殺して他のことを考えていてもよいのだから．そんななかで，最初はそれほどではなかったけれども，発表を聴いていくうちに俄然興味がわき出して発表者の話に没頭することもあり得る．

　一方，ポスター発表ではそういうことはほとんど起こりえない．あなたのポスターの前に立つ聴者はみんな，程度の差こそあれ，積極的にあなたの発表を聴きに来ていると考えていい．それはそれで嬉しいことだが，逆に言えば新規顧客の獲得は難しいのだ．あなたの研究に関心の薄い参加者を聴者に巻き込むためには，目を惹くわかりやすいポスターを作成したり，説明のやり方を工夫したりすることが必要だ．このことについては後述する．

■ 発表に長時間の待機が義務づけられる

　中規模以上の学会では，ポスター発表の説明のために1～3時間程度のデューティータイムが設けられている．多くの場合，そのデューティータイムを半分に分けて，それぞれ偶数演題番号と奇数演題番号のポスター説明に割り当てられる．その間，発表者はずっとポスター前に立って，お客さんがやってくるのを待っていなければならない．本項では，一応，口頭発表に比べて長時間拘束されるという意味で短所としてあげたが，その短所を上回る成果をあげて長所ととらえることができるかどうかは，発表者の工夫次第である．前述のように，長時間掲示できたり質疑応答に時間制限のないのは，ポスター発表の長所でもあるのだから．しかし，長時間ポスターの前に立つのは面倒なのか，デューティータイムになっても一向にポスター前に現れない発表者もいるが，これは論外である．また，興味あるポスター演題のデューティータイムが自分と同じ時間帯に割り当てられてしまった場合，そのポスター発表者とデューティータイム中にはディスカッションすることができないが，そんなときはあらかじめ発表者をなんとか捕まえて，デューティータ

イム以外でゆっくりと話をする約束を取り付けておけばよい．

■ 研究内容の詳細が漏洩しやすい（かもしれない）

先述の「長時間，研究成果を掲示できる」というポスター発表の利点は，情報の漏洩という観点から考えると短所である．長時間貼り出されたポスターはカメラの恰好の被写体となる．このことに関して，筆者にはあまり楽しくない経験がある．筆者がまだ助手（現在の助教）だったころ，筆者たちにとって虎の子の研究成果をある巨大学会でポスター発表した．その際，ポスターをボードに貼り付けている最中や，筆者がポスターから離れていたときなどに何度か，私の知らない複数の人物がポスターを無言で写真に撮って去っていくのを目撃した．若くて，無知で，天真爛漫で自分の研究成果に有頂天だった筆者は，そのときはあまり気にも留めず，その後も論文発表前に国内のあちらこちらの学会でポスター発表した．ところが論文を投稿するときになって，どうやら自分の研究成果が，論文投稿前にもかかわらず，ヨーロッパの関係分野の研究者たちにすでに知られているらしいことがわかった．このことが雑誌への論文掲載にどれだけ影響したのかはよくわからないし，このときに筆者のポスター発表の内容そのものが本当に海外に渡ったのかどうかも不明だ．しかし，ポスターを掲示している間，その情報は不揮発性であるということを考えれば，未発表の（特に大切な）研究成果を不用意にポスター発表することは気をつけた方がいいのかもしれない．

■ ポスター作成や持ち運びにかかわる短所

コンピュータの小さな画面を使って縦横1メートルほどもあるポスターのデザインをするのは，なかなかたいへんなことである．それに，ポスター1枚分のスペースは限られているので，データがたくさんあると図表やテキストの配置に心を配らなければ，ポスターに発表したいすべてを収めることができない．「あ，それならスライドをもう1枚増やしておこう」というような口頭発表の準備とは少し勝手が違うのである．さらに，サイズが統一されているスライドと違って，ポスターの様式は学会によって少しずつ異なるので，一度作成したポスター原稿を学会のたびに修正しなければならないこともある．

大きなポスターは持ち運びにも苦労する．1枚の大きな紙に印刷した場合は，それを丸めて円筒形のポスターケースに入れるのがふつうだが，そのポスターケース自体が結構な荷物になる．ポスターをA4サイズの用紙に分けて印刷するという手もあるが，この場合，会場に掲示したときに小さな紙をたくさん貼り付ける恰好になるのでどうしても迫力不足でインパクトに欠ける．一方，最近では，布に印刷することのできる大判プリンターも利用可能である．登場当初は解像度の点で問題があったが，いまは精細な印刷が可能になっている．布ポスターは紙に比べて少し重いが，折り畳むことができるし耐久性もあるので，今後は主流になるのではないかと思う．

コラム

PCRのポスター発表

　任意配列のDNAの増幅を試験管内で可能にするポリメラーゼ連鎖反応（Polymerase Chain Reaction：PCR）の概念と基礎を確立したキャリー・マリスは，当時所属したシータス社では突飛な発想や言動で周囲を騒動に巻き込んでしまう問題児だった．そのため，PCRの概念を考えついたときも，まともに取り合う仲間はほとんどいなかった．1984年6月，シータス社の研究集会において，マリスはβグロビン遺伝子の58塩基対の増幅に成功したという，世界初のPCRの研究成果をポスター発表した．しかし彼のポスターはおおむね無視された．そこで彼は，会場にいたジョシュア・レダバーグ（遺伝学者．細菌における遺伝子の接合伝達やファージによる形質導入を発見し，1958年にノーベル賞受賞）に声をかけて，ポスター内容を説明し，この集会で唯一の励ましを受けたという．世紀の発明であるPCRの世界最初の研究報告はポスター発表だったのである（『PCRの誕生』P．ラビノウ/著，渡辺政隆/訳，みすず書房）．この逸話には，たとえ周囲から注目されなくとも個別に特定の聴者と自分の研究内容について議論ができるポスター発表の特徴がよく現れている．

第4章 よってらっしゃいポスター論

2. 観客に合わせた発表ストラテジー

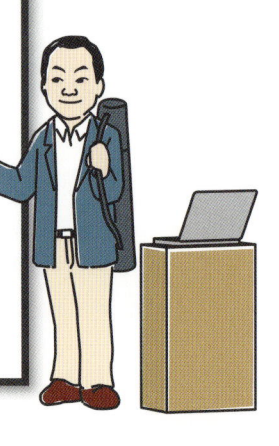

　通常，ポスター発表では，演者による口頭説明の時間（デューティータイム）が与えられる．このデューティータイムにおける，研究内容の説明はどうあるべきであろうか？　前項で述べたように，口頭発表と違って，ポスター発表は時間に制限がないので（もちろん常識的な限度はあるが），何度でも言い直しが可能だし，聴衆のニーズによって説明のポイントを変えることができる．話し方も，定型的な口頭発表と違って，相手によって親しみを込めたり慇懃に接したりと，臨機応変な対応が可能だ．だから筆者は，ポスター発表の説明は「聴者が理解できればどんなやり方でもいい」と思っている．しかしそれでも，ポスター会場に聴者として参加すると時にイラっとする発表者の説明に出くわすことがある．なぜなのか？　多分，発表者が聴者のニーズにあった説明をしていないからだ．そこで本項では，ポスター会場における発表者や聴者のさまざまなパターンについて考察し，ポスター発表における適切な説明とはどういうものか考えてみることにする．

◆　◆　◆

ポスター会場における発表者の説明タイプ

　筆者の見るところ，ポスター発表の説明のやり方は「街頭演説タイプ」「フーテンの寅さんタイプ」「ブティック店員タイプ」「キャッチセールスタイプ」

図1 ポスター発表者の4つのタイプ

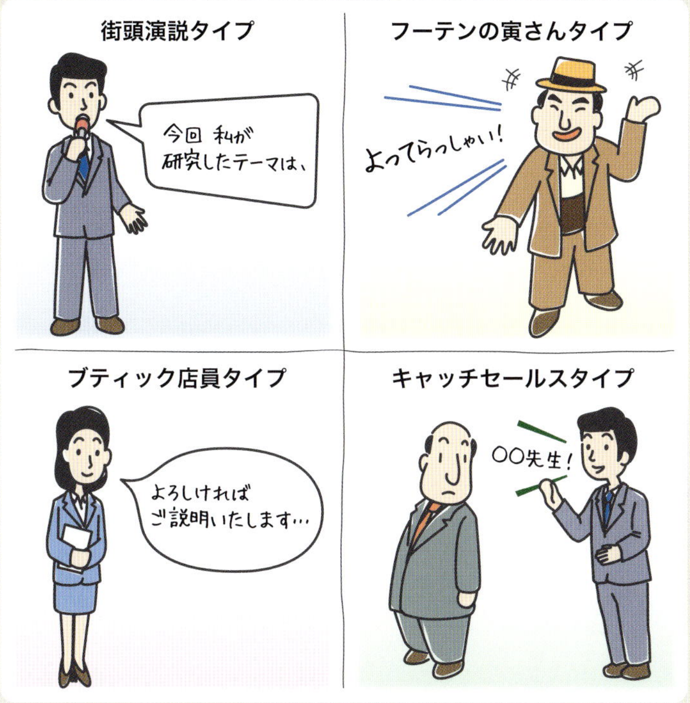

街頭演説タイプ	フーテンの寅さんタイプ
「今回 私が研究したテーマは、」	「よってらっしゃい!」

ブティック店員タイプ	キャッチセールスタイプ
「よろしければご説明いたします…」	「○○先生!」

の4種類に大別できる（図1）．

　「街頭演説タイプ」は多くの聴衆を前にまるで口頭発表のように説明するやり方だ．説明の流れは口頭発表のそれと変わりない．ただスライドがポスターに変わっているだけだ．街頭演説タイプはどちらかというとシャイな人にはいいかもしれない．とりあえず一方的に紋切り型で喋っておけば説明の用は足りる．しかし，ポスター発表の利点を充分活かした説明方法とはいえない．ポスター発表の説明は，聴者のニーズに応えることのできるインタラクティブなやり方が一番いいからだ．街頭演説タイプの発表をしている人は，それほど多くはないが，大きな学会だとポスター会場に一人や二人は必ずいる．

「フーテンの寅さんタイプ」の発表者とは，映画『男はつらいよ』の主人公であるフーテンの寅さんのように，観客とインタラクティブにやりとりをしながら研究内容を説明するタイプだ．フーテンの寅さんの「御用とお急ぎでない方は，よってらっしゃいみてらっしゃい，驚き，桃の木，サンショの木，ブリキにタヌキに蓄音機！」のような口上をイメージしてしまうと，「そんな発表者いるのかしらん？」と思われるかもしれないが，要は，聴者（観客）のニーズに合わせてレベルや内容を変えて（あるいは楽しく）研究内容を説明するやり方だ．このタイプの説明を得意とする発表者には，いわゆる学会の有名人や人気者が多いように思う．初心者が簡単にできる話し方ではないが，この話し方ができれば，聴衆へのインパクトは抜群だ．

　それから**「ブティック店員タイプ」**．ポスターの脇にそっと佇み，興味ありげにポスター内容を読み始める観客に「よろしければ，ご説明いたします」と控えめに話しかけて，説明を始める．このとき「いえ，結構です」と観客に言われれば（そんなことはほとんどないが），またポスター脇でそっと待機する．現実には，このタイプの発表者が最も多いと思う．一般の客にすれば煩わしくないのでありがたいが，あなたの研究内容をよく知りたい観客にとっては物足りない説明タイプだ．

　さらにもう１つ，発表者が自ら会場を歩き回ってターゲットとなる参加者を見定めて個別に勧誘してポスターを見てもらう**「キャッチセールスタイプ」**がある．107ページコラムに書いた，PCRをポスター発表したキャリー・マリスの例がこれにあたる．筆者は何度かこのキャッチセールスに遭ったことがある．それで見たポスターは，だいたい必ずしも素晴らしい内容のものでもないのだが，発表者の熱意は感じる．発表者からみると有益なディスカッションができる効率のいい方法なのかもしれないが，「キャッチセールスタイプ」の発表者ばかりになって，ポスター会場が客引きのたくさんいる繁華街の裏通りのようになってしまうとちょっと困る．

　以上のような発表タイプは，あくまでも基本的な説明パターンの概念を示したものである．後述するように，一人の発表者が，聴衆（観客）の質によってそれぞれのタイプを使い分けることもある．例えば「街頭演説タイプ」で説明を始めたが，質問を受けているうちに「寅さんタイプ」になることもあるだろう．あるいは「ブティック店員タイプ」で説明していたが，やがて観

客が集まりだして「街頭演説タイプ」になってしまうことだってあり得る．ポスター発表者は，こうして説明パターンを変えながら，とにかく研究内容を理解してもらえるように努力していいと筆者は思う．このことについては後にも述べる．

松竹梅に分けられる聴衆（観客）のタイプ

　ポスター発表では，あなたのポスターの前に立つほとんどの聴衆（観客）が，あなたの説明を聴くための積極的な動機をもっている．その点は，時に退屈そうな口頭発表会場の聴衆とは明らかに違う．例えば，**学会抄録集をあらかじめ読んであなたの演題に興味をもち，その研究内容の説明を聴くためにポスターをめざしてやってくる観客**などは，あなたにとっては上客の，松竹梅でいえば「松」の観客だ．彼らはすでに研究のポイントをつかんでいて，内容の読み取りが早く，鋭い質問を時に発する．先にも書いたが，こういう聴者とディスカッションできるのが，ポスター発表の醍醐味だ．

　次に，**特段の目的もなくポスター会場を歩き回っていて，ふとあなたのポスターに目をとめた「竹」の観客**．このような人たちは，あなたのポスター発表の何かに興味をもって足を止めてくれたので，それをいち早く察知して的を射た説明をすることが大切だ．さらに研究の背景や方法・結論を説明できれば大成功だ．ただし，発表者からすると「松」と「竹」の観客の区別は，最初はほとんどつかない．

　それから，**あなたに会いにポスターにやってくる友人や知人もいる**．こうした知り合いは，あなたの研究テーマに関して特段の興味をもっていないとしたら「梅」の観客だろう（時には観客にすらならない友達もいるが）．後述するが，このような「松竹梅」の観客たちに対して，等しく同様に説明しなければならないことと，個別に対応しなければならないことが必ずある．これを間違えると，観客たちを失望させることになる．

　さらにポスター発表の場合は，マンツーマンに近い状態で聴者と対応することになるので，**目前の聴者の年齢やキャリアも考慮せねばならない**．年齢と研究キャリアはだいたい相関しているものなので，大雑把に言って研究の世界に足を踏み入れたばかりの若い初学者，ある程度経験を積んだ若手およ

び中堅研究者，時に重鎮とよばれるような年上のベテラン研究者の3通りの観客が想定できる．すなわち初学者・中堅研究者・ベテラン研究者たちが，それぞれ松・竹・梅の姿勢であなたのポスターの前に現れる可能性があるわけだ．こうした多種多様な聴衆（観客）たちのニーズ（種類？）にどのように応えればよいのか，次に考えてみよう．

理想は寅さんになって「竹」の観客を惹きつけること

　人にはそれぞれ個性がある．だから筆者が観客側だとしたら，原則として，「街頭演説」でも「寅さん」でも「ブティック店員」でもどのタイプでもよいから，とにかくわかりやすい説明をしてくれればそれで満足だ（「キャッチセールス」タイプはできれば遠慮したい）．しかしポスター発表のデューティータイムは短く，ポスターの数は多い．1つ1つのポスター演題に時間をかけている余裕はない（131ページコラム参照）．そんなポスター発表の制約を考えれば，やはりこちら（観客）のニーズに合っていない説明のされ方は困る．例えば筆者の場合，「街頭演説」の説明を最初から最後まで黙って聴いているよりも，こちらの知りたいことを尋ねて即座に答えてもらえる方がありがたいし，「ブティック店員」の控えめすぎる態度では，研究の目的や要約を理解するのに時間がかかりすぎる．ここはやはり「寅さん」に手際よく概要を説明してもらって，威勢よくこちらの質問に答えてもらうのが一番いい．これは筆者の場合だが，実際のポスター会場には，前述のように「松竹梅」の初学者・中堅研究者・ベテラン研究者があなたのポスターをうかがっている．この観客の違いを頭に入れて，ポスター発表の説明のタイプと，それぞれがターゲットとするべき観客層を考えてみよう．

　「松」の観客はそもそもあなたの研究に興味をもっているのだから，どうしたってあなたの研究の内容を理解しようとするし，上手くない説明でも我慢して聴いてくれようとする（無論，それでも上手く説明した方がいいに決まっているけれど）．「竹」の観客は，あなたの研究のどこかに何らかの理由で惹かれて立ち止まった人たちだ．彼らは興味を失うとおそらく即座にその場を離れて次のポスターに移ってしまう．そうさせないためにも，彼らの興味をさらに引き出し，あるいは疑問に上手く答えて，あなたの発表に引き込んで

しまうことが大切だ．そのためにはインタラクティブな寅さんタイプの説明がいい．あなたの友人・知人の「梅」の客は，少し特殊だ．懐かしい友人たちと会えば，研究以外の四方山話もあるだろうが，そんなときも周囲に松や竹の観客がいないか常に注意を払っておこう．もし他の観客（潜在的な観客も）がいる場合は，そちらへの説明を優先するべきだ．あなたの研究に興味のある知人ならば，他の観客と一緒に説明を始めればよい．いずれにしても，長々と内輪話を続けるのは他の観客を疎外する結果になるので慎むように気をつけよう．

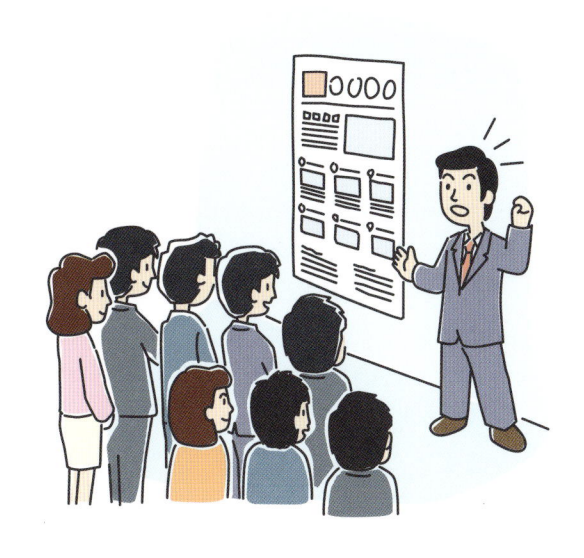

表2 ポスター発表の説明タイプと観客のタイプ

	初学者 (たいてい若い)			中堅研究者 (観客の中では最多)			ベテラン研究者 (時に重鎮とよばれる)		
	松	竹	梅	松	竹	梅	松	竹	梅
街頭演説タイプ	○	△	—	△	○	—	△	×	—
寅さんタイプ	◎	◎	—	◎	◎	—	◎	◎	○*
ブティック店員タイプ	△	△	—	○	△	—	◎	○	—
キャッチセールスタイプ	×	×	×	×	○	×	○*	○*	—

各説明タイプが各観客タイプに適しているかどうか，◎＞○＞△＞×の順で表した．—は臨機応変に対応できることを示している．
＊：ベテラン研究者には積極的に研究成果を売り込むことも時には必要だ

　表2に，発表者のタイプと聴衆（観客）のタイプのそれぞれの特徴と相性を整理してみた．街頭演説タイプと寅さんタイプは，ポスターの説明をするという点においては同じだが，観客によってインタラクティブに対応できる寅さんタイプは，適切に「インタラクティブ」できればオールマイティーな説明のやり方だと筆者は思う．一方，街頭演説タイプは，そもそもその研究内容の何がポイントなのか，考える糸口をつかめないような受け身の初学者や，あなたのポスターの内容の何かが気になってちょっと立ち寄ったような「竹」の観客には効果を発揮するかもしれない．しかし，内容に強く興味のある「松」の観客や，あなたと高度なディスカッションのできるベテラン研究者ならきっとフラストレーションが溜まる．他方，ブティック店員タイプの説明は，観客の質問に発表者が答えるというパターンになるので，ポイントをつかむことに慣れない初学者に有効な説明方法だとは思えない．逆に，ベテラン重鎮研究者の観客にとっては短い時間で要点をつかむことができるので，やり手の「ブティック店員タイプ」の説明ならありがたいかもしれない．

　筆者の結論としては，**ポスター発表では寅さんになって「竹」の客を惹きつける**のが理想だ．しかしいろんな状況があるので，いつでも誰でも寅さんになれるわけでもない．発表者の立場から考えると，目の前の観客がどのような立場の人か，ニーズは何か？を感じ取って，時に「街頭演説」をしてみたり，「ブティック店員」になって様子を見てみたりして，上手に観客の興味を引き出すことが大切だ．さらに，会場にどうしても聴いてもらいたい人（た

いていベテラン研究者だと思う）がいるのなら「キャッチセールス」タイプになって，自分の研究を売り込むことも（タマには）ありだ．ただし控えめに．それから，目上の方には言葉遣いに気をつけて，同輩の中堅研究者には親しみやすく丁寧に，初学者には易しく楽しく説明をしよう．こうした心遣いで，観客とのコミュニケーションがさらに増せば，あなたの研究にもさまざまなチャンスが訪れるかもしれない．

デューティータイムにおけるポスターの説明

　ポスター発表の説明手順は口頭発表のそれとほぼ同じだ．「導入」で始まり，「材料と方法」「結果」「考察」を個々の実験やトピックでひとまとめにした「メインメッセージ」を語り，最後に結論をまとめた要約で締める，というのが基本的な流れである．筆者はさらに，ポスター発表では，説明の冒頭に「導入」とともに「結論（まとめ）」を簡単に述べて，**まず観客に研究の全体像を理解してもらうようにすること**をお勧めする．口頭発表とポスター発表の絶対的な違いは，先述のように「観客は研究内容に興味を失えばあっさり立ち去る」という点だ．だから「導入」と「結論」を先に述べて，最初に研究の概要を理解してもらう．その次に口頭発表と同様に，個々のトピックスに関して「材料と方法」「結果」「考察」を説明する．ここでも観客を逃してはいけないので，具体的には「○を□して△すると，☆☆の結果が得られたので，××だと私たちは考えました」というような，**概要を大づかみできる説明が観客にとってはありがたい**．もし細かな方法や解釈に疑問があれば，観客の方から聞いてくれるのでそれを答えればよい．インタラクティブなやりとりが可能なポスター発表ならではの方法である．説明の最後に，もう一度Take-home messageとなる結論を繰り返せば，あなたの研究内容を観客に印象づけることができるのは請け合いだ．ストーリー構成についてのさらに細かな注意点については，第2章の本文と**表2**（21ページ）を参照していただきたい．

　さて実際に，ポスターの前に立ってどのように説明をするのか？　最初は誰しも「ブティック店員タイプ」の佇まいで，ポスター横に待機しているのがふつうだろう．そこにお客さんを認めると，「説明させていただきますが，

よろしいでしょうか？」と声を掛ける．ここで「いいえ結構です」と答える観客はまぁいないと思う．そこで準備した手順で説明を始める．最初は「街頭演説タイプ」の説明になると思う．観客が多数ならばそのまま短い「街頭演説」で準備した説明を終えることもあるだろう．少数ならば，途中で質問を受ける可能性がある．その場合は，シンプルに質問に答えて説明に戻る．時に質問が質問を生んで，それに答えてばかりの説明に陥りそうになるが，できる限り**「質問への回答」と「内容説明」の区別をはっきりさせてメリハリをつけて話そう**．そうしている間に，人によってはうまく「寅さんタイプ」の説明に移れるかもしれない．観客が一人，また一人と五月雨式にポスター前に現れる場合，一人目の観客ばかりにとらわれず，たとえ説明の途中であっても，あとからやってきた観客にも目を向けて説明するように心がけよう．そうするとあとの観客にとっても理解の糸口がつかみやすい．

　筆者は，演者が説明を終えたとき，居合わせた観客から拍手が巻き起こったポスター発表を目撃したことがある．筆者自身はその演者の説明を聴いていなかったのだが，想像するに素晴らしい研究内容を素晴らしい「寅さんタイプ」の説明で発表されたのではなかっただろうか．拍手を呼び起こすほどのポスター発表をするのはかなり難しいが，少なくともそれくらい観客の興味や注意を惹く発表をめざして努力してみてはいかがだろう？

ポスターの口頭説明にリハーサルは必要か？

　ポスターの説明に，口頭発表と同じように原稿を書いたりリハーサルをしたりという準備は必要だろうか？　一般には，学会でのポスター発表を控えた演者が事前に口頭説明の準備を全くしていないというのはよくあることだ．というよりも，ほとんどの人が準備などしていないのではないかと思う．しかし筆者は，デューティータイムで「街頭演説タイプ」の説明が必要になったときのために，少なくとも数分の短い一通りの説明シナリオだけでも確認しておいた方がよいと思う．さらに理想的には，できあがったポスターを掲示してみて，その前で2〜3分の説明リハーサルをしてみるとよい．そうすることで，本番でも確実に説明の出だしがスムーズになったり，話題の転換が無理なくできたりする．ポスター前に最初に訪れた「松」の観客を前にスムー

ズにわかりやすく説明ができると，お互いのディスカッションにもスムーズに入れるし，それを耳にした周囲の「竹」の観客をも惹きつけることができるかもしれないので，その努力に見合う効果はあると思う．少なくとも，「よろしければ説明いたします」と話を切り出したくせに，くどくどと要領を得ない説明をしてしまって観客を失望させる（実際，そんなポスター発表者はたくさんいる）よりはずっといい．

コラム

単位や用語の正式な表記方法を考える

　口頭発表スライドでも論文発表でも，研究者は書いたものをもとに情報を発信するプロである（この際，学生さんもセミプロと認定します）．プロならば，単位や用語の正式な表記方法をしっかりと意識しておこう．データ数値を書くときは数字と単位の間にスペースを空ける（μM, ng/mL, やminなど）．しかし，百分率を示す「%」や温度を表す「℃」と数字との間にスペースは入れない．SI単位に使用される接頭語であるT（テラ），G（ギガ），M（メガ）は大文字だが，k（キロ），m（ミリ），μ（マイクロ），n（ナノ），f（フェムト）は小文字である．制限酵素名も，正式な表記（*Eco*RⅠや*Hin*dⅢなど）がどうなっているのか，一度は確認しておこう（例えば，*Eco*RⅠは*Eco*までがイタリック表記，*Hin*dⅢは*Hin*までがイタリック表記である）．また，筆者の専門分野の話題になるが，細菌や真菌名はそれぞれの属名ではなく種名に「菌」を付けるのがルールである．*Salmonella enterica* serovar Typhimurium（*Salmonella typhimurium*）は「サルモネラ菌」ではなく「サルモネラ」であり，菌を付する和名は「ネズミチフス菌」である．同様に「リステリア菌」や「カンジダ菌」という表現は正しくない．それぞれ「リステリア」「カンジダ」と表記されるべきである．どうしても菌とよびたいときは「サルモネラ属菌」「リステリア属菌」という表記になる．このような誤りは，細菌の専門家の集まりであるはずの細菌学会でもよく見かける．残念なことだ．

第4章 よってらっしゃいポスター論

3. ポスターを作成する

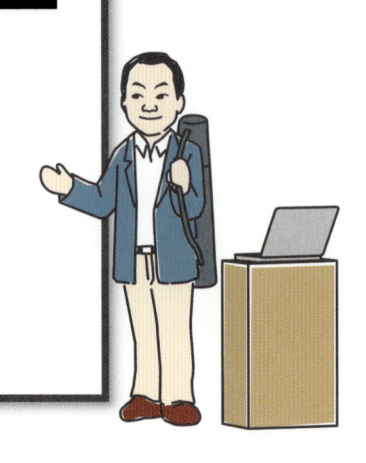

　ポスター発表は，決して論文発表や口頭発表のポスター版ではない．論文の内容をそのままポスターに貼り付けても，口頭発表で使うスライドの図表を説明文をつけてポスターに貼り付けても，そんなものはポスター発表とは言えない．ポスター発表のポスターには独自の必要要件がある．ポスターは，発表者が内容を説明するデューティータイムには発表の補助的役割を果たすとともに，それ以外の時間では掲示されてから撤去されるまで，ポスター自身が発表の主役になる．発表者のいない掲示時間にも参加者の目にとまる可能性のあるポスターは，参加者の目を惹いて短時間で内容が把握でき，発表者の口頭説明がなくとも，自己完結的に内容を説明できていなければ（self-explanatoryでなければ）ならない．

◆　◆　◆

ポスターの必須要件

　先述したように，ポスター発表は不揮発性発表であるので，論文発表と同じように「要約」「目的」「材料と方法」「結果」「考察」の構成でポスターを作成することは可能だ．実際，学会場を歩いているとそのようなポスターにいくつも遭遇する．そうしたポスターは，各項目の内容も論文のそれと変わりがない．その発表がすでに論文掲載されたものなら，論文のテキストをそ

のまま各要素に流し込んだ（いまならコピー＆ペーストという，便利なコンピュータの機能がある）のじゃないか？と思わせるようなポスター発表もある．しかし，少し考えてみればわかることだが，これでは参加者はあなたのポスターで論文一篇に相当する情報を読まされることになってしまう．これは誰が考えても苦痛だ．「松」の観客でも付き合ってもらえないだろう．私ならそんなポスターを学会場で立って読むよりも，発表された論文を手に入れてどこかリラックスできる場所で読む．

ではどのようなポスターを作成すればよいのか？　一般的な学会でのポスター発表のデューティータイムはとても短い．ポスターは会場で終日掲示されていて，参加者はいつでも閲覧することができる．学会場では大多数である「竹」の観客を惹きつけることが，ポスター発表では大切だ．これまでに本章で述べてきたこれらのポイントを考慮すると，**ポスターに求められる要件は，①目を惹き，②概要を短時間で理解できること**，という結論になる．①の「目を惹く」というのは奇抜なデザインのポスターを作成しようという意味ではない．タイトルや要約・結論の書き方を工夫して，研究のキーポイント（売り）を明確にする，という意味である．②はポスターの口頭説明の留意点と同じだが，さらに，発表者が不在のときでも理解できるように，ポスターのみで研究内容の説明が完結できている（self-explanatoryである）ことが大切だ．

目を惹く「キャッチーな」ポスターを作成する

では，ポスターの第一要件である「目を惹く」ことについて考える．広告媒体の制作などで素人でも耳にする「キャッチー」という言葉があるが，まさに学会発表のポスターも「キャッチー」であることが必要だ．「キャッチー(catchy)」の意味を『大辞林』で調べると，人にウケそうなさま．人の注意を惹きやすいさま，とある．名詞の「キャッチ」だと，1．とらえること．つかまえること．と説明されている．その子項目をさらに見ると，「キャッチコピー」：消費者の心を強くとらえる効果を狙った印象的な宣伝文句，「キャッチセールス」：街頭などで通行人に声をかけ，ことば巧みに商品を売りつけたり，契約させたりする販売方法，「キャッチフレーズ」：宣伝・広告などで，

人の心をとらえるように工夫された印象の強い文句，とある．いずれも，少し読み替えればポスター発表の極意に充分つなげて考えることができる（もっとも，「キャッチバー」：客引きを使って客を店に連れ込み，法外な料金を要求する酒場，なんてのもあるけれど）．

「キャッチー（catchy）」なポスターを作成するためには，**項目を集約させて，読みやすく，短時間で研究の全体像を把握できるような構成にする**必要がある（図2）．前述の，ポスターに求められる要件の第二である．そのためにまず大切なのは，会場を歩く観客が最初に目にすることになる「発表タイトル」である．発表タイトルは具体的に研究内容（結論）を示す魅力的なものにする．そして，まず観客の足を止める．次にポスター内容の概要を把握してもらう必要がある．その役割を果たすのが「要約」である．この「要約」は口頭発表や論文発表の「要約」とは少し違う．**ポスター発表の「要約」には，研究の「導入」「背景」「目的」「実験内容の概要」と「結論」のすべてが含まれる**．つまりこれを読むだけで研究の全体像が観客にわかるようにしなければならない．そのため，ポスターの「要約」は論文の「要約」よりも多少詳しくなるかもしれない．しかしこの「要約」の成否で「竹」の観客を引き寄せることができるかどうか決まるのである．多少詳しく，しかしコンパクトにまとめよう．次に「研究内容」が続く．「研究内容」には，主に実験データを示す図表を配置する．さらに「材料と方法」にあたる情報も含めるが，それは必要最低限に抑えて，できれば図表に添える説明文の中に書き込んでしまえればベストだ．ただし，その説明文も極力短いものにとどめる．論文発表なら，そのあと「考察」へと続くのだが，**ポスター発表には実験データの細かい「考察」はいらない**（たとえ書いたとしても，読んでもらえない）．ほとんどは省略して，必要なことだけを「要約」の中に盛り込んでおく．各項目の見出しは，論文（「導入」「材料と方法」「結果」「考察」など）のように決められているわけではないので，研究内容に応じて「導入」「背景」「目的」「要約」「結果」「まとめ」「結論」など，適当な項目名を設けるようにする．

図2 縦長ポスターの例

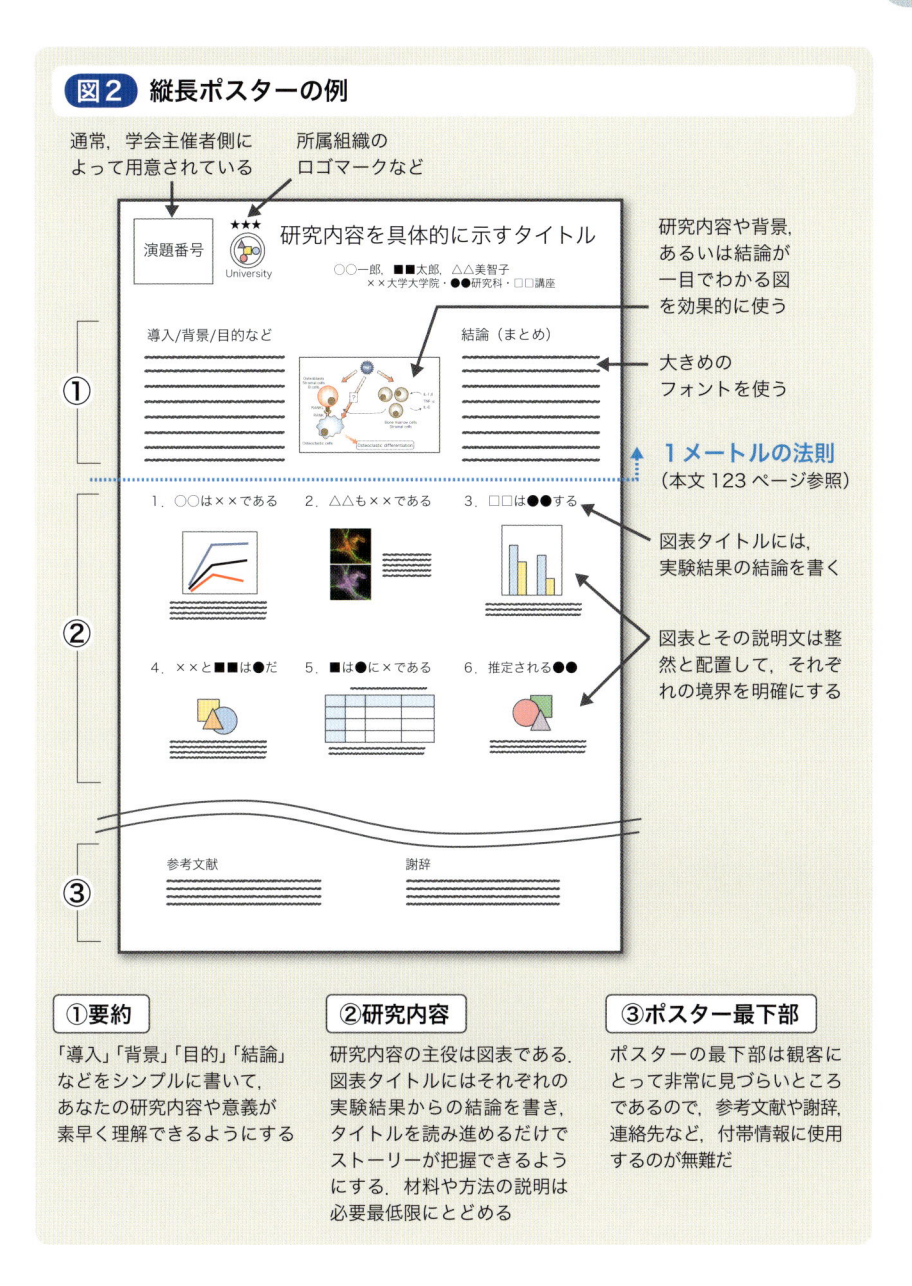

通常，学会主催者側によって用意されている → 演題番号

所属組織のロゴマークなど → ★★★ University

研究内容を具体的に示すタイトル
○○一郎，■■太郎，△△美智子
××大学大学院・●●研究科・□□講座

導入/背景/目的など

結論（まとめ）

研究内容や背景，あるいは結論が一目でわかる図を効果的に使う

大きめのフォントを使う

1メートルの法則
（本文 123 ページ参照）

① 要約

② 研究内容
1. ○○は××である　2. △△も××である　3. □□は●●する
4. ××と■■は●だ　5. ■は●に×である　6. 推定される●●

図表タイトルには，実験結果の結論を書く

図表とその説明文は整然と配置して，それぞれの境界を明確にする

③ ポスター最下部
参考文献　　　謝辞

① 要約
「導入」「背景」「目的」「結論」などをシンプルに書いて，あなたの研究内容や意義が素早く理解できるようにする

② 研究内容
研究内容の主役は図表である．図表タイトルにはそれぞれの実験結果からの結論を書き，タイトルを読み進めるだけでストーリーが把握できるようにする．材料や方法の説明は必要最低限にとどめる

③ ポスター最下部
ポスターの最下部は観客にとって非常に見づらいところであるので，参考文献や謝辞，連絡先など，付帯情報に使用するのが無難だ

「わかりやすいポスター」への工夫

　　短時間で研究の全体像を把握できるポスターを作成するためには，**イラストやフローチャートを使うのがよい**．第3章でも書いたが，テキストを使った説明よりも**視覚に訴えた説明の方が直観的でわかりやすい**からだ．例えばポスター冒頭の「要約」では，研究背景や結論（まとめ）の説明にイラストやフローチャートを使い，観客がこれを見るだけで「要約」の概要を把握できるようにする．また，文章形式よりも，それが可能であれば説明内容を**箇条書きにする**のも1つの工夫だ．ただし，イラストや箇条書きにすることで，余計にわかりにくくなることもある．説明したい内容をよく吟味して，イラストにするか箇条書きが可能か，あるいは文章による説明の方が実はわかりやすいのか，よく検討しよう．実験データのグラフや表のレイアウトやデザインにおける注意点は，スライド作成時のそれと同じなので第3章を参照していただきたい．重要なことは，与えられたスペースを使って充分に大きく作図（作表）できるように縦横比を勘案し，シンプルに見せたいポイントを強調することである．

　　「研究内容」の説明では，**実験結果を示すグラフや表が中心的な役割を果たすべき**である．データを読み取りやすいグラフや表を作成する．説明文は短く．また，各実験項目のサブタイトルや，図表のタイトルにもひと工夫が必要だ．一般に，これらのタイトルには2種類の形式が考えられる．1つは，実験内容や目的をタイトルにする形式で，もう1つは，その図表が示す実験結果の解釈や結論をタイトルに盛り込む形式である．この2種類の表現方法を区別する適切な用語を筆者は知らないが，ここでは前者を「直接的タイトル」，後者を「説明的タイトル」と名付けることにする．例えば，**図3A**のグラフは，○○毒素とA細胞との結合実験データを示す．直接的タイトルだと，「○○毒素のA細胞への結合」ということになる（「そのままやがな」と突っ込まないように．「そのまま」だから直接的タイトルなのだ）．これを説明的タイトルに変えると「○○毒素はA細胞に結合する（した）」になる．あるいは，**図3B**には「○○毒素を作用させた××細胞」と直接的タイトルがついているが，これを説明的タイトルにして「○○毒素は××細胞の△△を□にする」と具体的に結論を述べる方がよい．論文作成時だと，直接的タイトルと説明

図3 ポスターの図表には説明的タイトルをつけよう

A 直接的タイトル / 説明的タイトル

○○毒素のA細胞への結合 / ○○毒素はA細胞に結合する

B 直接的タイトル / 説明的タイトル

○○毒素を作用させた××細胞 / ○○毒素は××細胞の△△を□にする

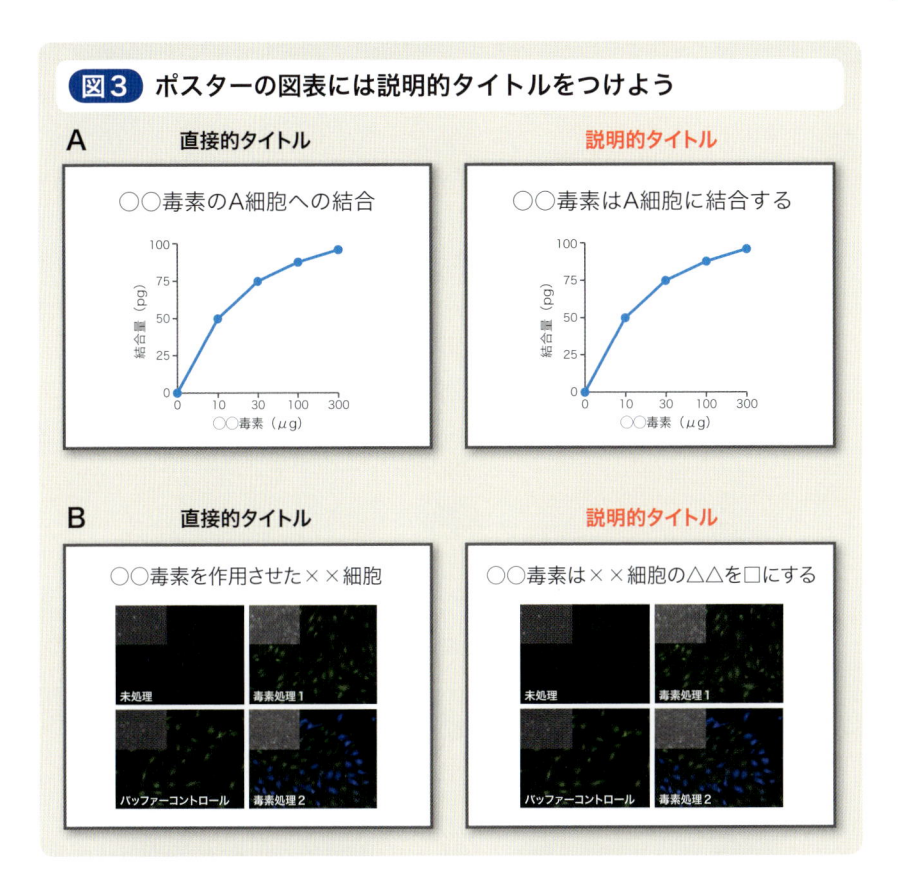

的タイトルはさまざまな理由で使い分けてよいと思うが，**ポスターには説明的タイトルを選ぶべき**である．これまで書いてきたようにポスター発表では，短時間のうちに研究内容を観客に理解してもらうことが重要である．説明的タイトルは，図表の意味を素早く読み取るのに充分に役に立つはずだ．

「見やすいポスター」への工夫　—1メートルの法則—

■ レイアウト

ポスターのレイアウトは観客にとって見やすさを左右する重要なファクターである．各項目をコンパクトにわかりやすくまとめたとしても，それぞれの

配置が悪くて見にくいと，せっかく呼び込んだ観客も途中で興味を失って逃げてしまうかもしれない．そこで，ポスターにおける各項目の見やすい配置を考えてみよう．

ポスターの配置で最初に考えるべきことは，重要項目（121ページ図2における「要約」）を観客の目につくところに置くということだ．「観客の目につくところ」とはどこか？　それは，観客の目の高さに近いところだ．だいたいの人間の身長は150〜180センチメートル程度の範囲なので，立ったままでポスターの字を読める高さは床から1メートル程度までだ．それより下側の記事を読もうとすると，腰を屈めたり，あるいはしゃがみ込んだりしなければならない．人間誰しも，屈んだりしゃがんだりするのは億劫だ．そこで，重要な情報は床から1メートル程度までのポスター部分に集中させて，観客の目にとまりやすいように配置するのである．そうすると1メートル以下の部分には「実験内容」が配置されることになるが，「要約」で心をわしづかみにされた観客なら，腰を屈めてでも喜んで読み進んでくれるだろう．**重要項目は約1メートル以上の高さに配置する**．筆者はこれを「**1メートルの法則**」とよんでいる（図2参照）．もちろん，配置の関係で，実験内容やその他の項目が1メートル以上の高さになっても問題はない．

次のポイントは，各項目の配置順序である．読者諸兄は，観客としてポスターの内容を読むときに，どんな順番で項目を読み進めばいいのかわからずにまごついたことはないだろうか？　例えば漫画や劇画などではコマを読み進める方向は常識として決まっているが，ポスター発表の読み方にはこれといった規則がない．実際，ポスター会場のそれぞれのポスターの項目配置にはいろいろなパターンがある．そのパターンは大別して3種類に分けることができる．1つは劇画などの読み方と同じで左上段から右上段を読み，次に左中段，右中段，さらに左下段，右下段と読み進むパターンである（図4A，劇画型）．2つ目のパターンは，2〜3段に段組されたテキストの左上のパラグラフから下に読み，そのあと上に戻って隣のパラグラフからまた下に読み進むパターン（図4B，スクロール型），3つ目は，項目を整然と並べることができずに，何となく上から下，左から右に項目を並べてしまっているタイプ（図4C，セミランダム型）である．この場合，項目名や段落の前に大きな番号をつけたり，段落や図表の間に矢印を入れたりして読む順番が示され

図4 縦長ポスターにおける各項目の配列

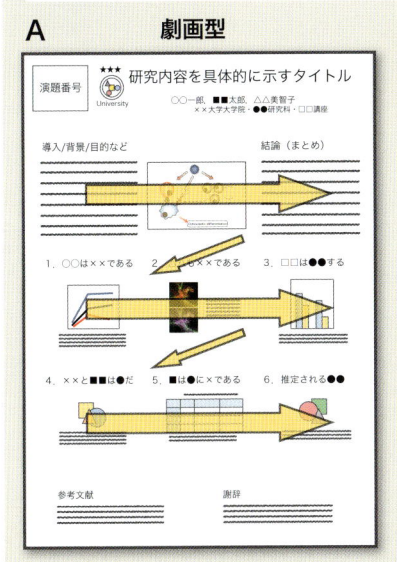

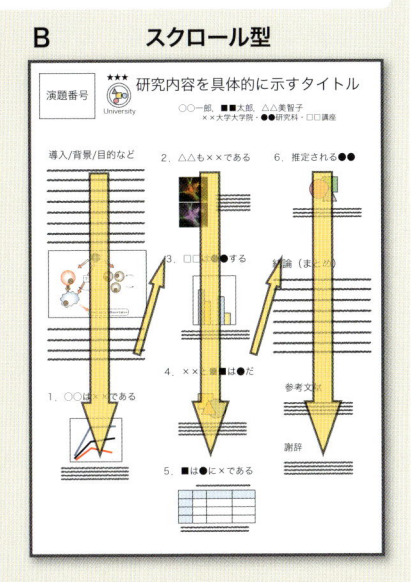

A 劇画型

B スクロール型

C セミランダム型

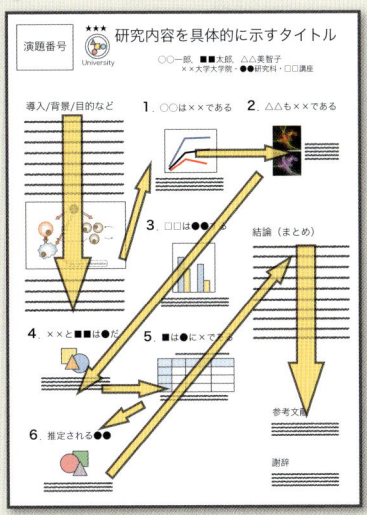

筆者は，あまり姿勢を変えずに読み進めることができる劇画型をお勧めする

ていることもある．

　上記3通りの読ませ方のうち，「劇画型」は観客があまり姿勢を変えずに，視線を横にすべらせることで項目を読み進めることができるので，比較的内容を読みやすい．「スクロール型」は先述の通り，読み進めようとすると，観客は何度も腰を屈めたりしゃがんだりしなければならないので億劫だし，集中力も削がれてしまう．セミランダム型でみられるような大きな番号や矢印表示は，一見すると，観客のために配慮している方法のように思えるが，いちいち番号や矢印を確認しながら読み進むのは（若干でも）ストレスに感じるものだ．筆者はやはり，項目が整然と並んだ「劇画型」を勧めたい．

　学会によっては縦長ではなくて横長サイズのポスターが要求される場合もある．横長サイズならば，ポスター内の項目はだいたい1メートル以上の高さに収まるはずなので，1メートルの法則は考えなくてもよいかもしれない．しかし，項目の配置順序にはやはり多少の心遣いが必要だ．図5Aの配置は，縦長ポスターでいうところのスクロール型だが，横長ポスターの場合はほぼすべての項目が目の高さに近い（床から1メートル以上）ところにあるであろうから観客は姿勢を変える必要がない．一方，図5Bの配置は劇画型である．縦長ポスターでは劇画型が読むのに都合がよいと書いたが，横長ポスターだと項目を読み進めるために左から右，右からまた左へと，観客はそのたびにポスターの前を移動しなくてはならない．これはちょっといやだ．ということで，横長ポスターであれば，各項目を多段組してスクロール型で配置した方が観客にはおそらく親切だと，筆者は考える．

■ テキスト

　口頭発表のスライドと違って，ポスター発表の場合は，読みにくければポスターに近づけばよいのだから，テキストに使うフォントはそこそこの大きさでいいと考える人がいる．しかしこの考えは間違っている．**フォントの大きさはポスター前のスペースの広狭に影響する**のだ．例えばデューティータイムのとき，発表者はポスターに背を向けて立ち，観客はポスターの方に向いて立つ（図6）．そこでまず，向かい合う発表者と観客の間に適切な距離がほしい（でないと，いろんな意味でお互い我慢ができないはず）．さらに複数の観客が余裕をもってポスター前に立つためには，それなりのスペースが必

図5 横長ポスターにおける各項目の配列

A　スクロール型

B　劇画型

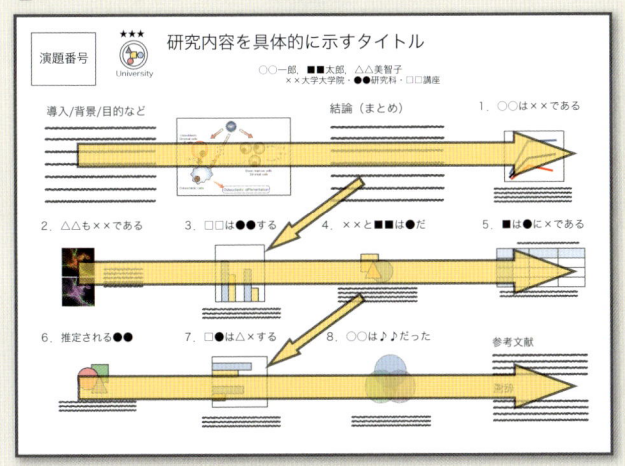

横長ポスターの場合は，何度も身体を移動させずに読むことのできるスクロール型の方が観客にとっては快適だ

要だ．そして，このスペースの広さはポスター本文のテキストフォントの大きさに依存する．フォントが大きいと，観客はポスターから離れても内容を読むことができるので，ポスター前が広くなって同時にたくさんの観客を受け入れることができる（**図6A**）．反対にフォントが小さいと，内容を読み取るために観客はポスターに近づかなければならず，その結果，ポスター前のスペースが狭くなってしまって，同時にポスターを見ることのできる観客数は減る（**図6B**）．

では，観客とポスターとの間にはどの程度の距離があればよいのだろうか？　筆者は，最低でも1メートルは必要だと考えている．すなわち，**ポスターのテキストフォントは，1メートル離れていても観客が読むことのできる程度の大きさが必要である**という結論になる．筆者はこれも**1メートルの法則**とよぶ．1メートル離れても（楽に）読むことのできるフォントサイズの目安は，だいたい18ポイントぐらいである．ただし同じポイント数でもフォントの種類によって大きさは異なるし，タイトルや図の説明などテキストの役割によって適正なフォントの大きさは変わってくるので，説明本文に使用するフォントの基準を18ポイントとして，その他のテキストのフォントサイズはそれぞれのバランスを考慮して考えるようにしよう．もちろん，18ポイントより少しでも小さいフォントは1メートル離れると見えない，ということはない．さらにテキストフォントの種類にも気を配ろう．筆者は第3章で書いたように，タイトルや短い単語はインパクトのあるゴシック系（Helvetica系），ある程度の文章を観客に読んでもらいたい場合は明朝系（Times系）を使用している．これ以外にもフォントの使い分けにはいろいろな考え方があると思うが，少なくとも一定のルールを決めて使うようにしよう．

説明文1行の文字数（つまり行の長さ）も見やすさに影響するので注意が必要だ．ふつうは，ポスターの説明文を書くときには，本文を2段か3段に段組して書く．もし，縦長ポスターの標準的な横幅（余白を考慮して80センチメートル程度）を使って，段組せずに18ポイントの文字で文章を記載すると，1行に約130文字程度入るが，1行130文字の文章はとても読めたものではない．筆者がさまざまな学会のポスター会場で調べてみた結果では，**日本語で40～50字/行，英語で15～20単語/行で組まれた文章が最も読みやすい**．これをポスターに配置すると，やはり各項目はポスター内で2段もし

図6 見やすく大きいテキストフォントは，ポスター前のスペースを確保するのに役に立つ

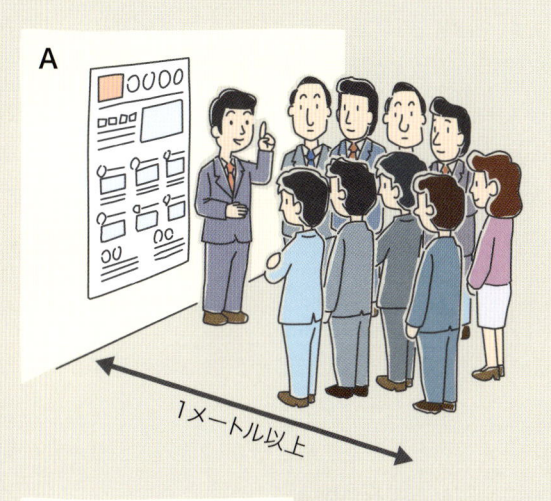

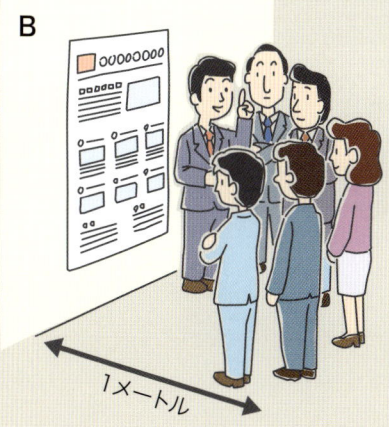

A

1メートル以上

B

1メートル

A) フォントの大きなポスターでは，観客とポスターの間に充分な余裕ができる．B) フォントが小さく見にくいと，観客とポスターとの距離が短くなって充分なスペースが取れない．少なくとも1メートル離れても容易に読み取ることのできるテキストフォントを使用しよう

くは3段に段組される結果になるはずだ．

ポスターのデザイン

　ポスター会場を歩くと，趣向を凝らしたデザインで際立って目につくポスターに出くわすことがある．色鮮やかに背景に気を使い，特徴的なフォントを使ってアピールするこのようなポスターは目を楽しませてくれる．しかし，筆者の持論では，こうした美しく見せるためのデザイン要素は，ポスター作成においてはそれほど重要なことではない．ポスターが美しいからといって，そこに書かれた研究内容に興味を示す「竹」の観客は必ずしも多くはならないと思うからだ．こうした美術的なデザインは，先に書いた「catchy」とは，実はあまり関係がないのである．

　しかし，それでも，発表者の美意識や知性を疑いたくなるような美しくない乱雑なポスターよりも，美しいポスターの方が気持ちはいいだろう．そのように考える人たちのために，筆者の考える，基本的に見栄えのよくなるポスターの原則をあげると以下のようになる[※1]．

①基本的に背景は白色か淡色を使い，テキストには濃色を使う．フォントカラーを含めて，過度に彩色したポスターは非常に見にくい．
②タイトル部は本体部と明確に区別できるようにする．タイトル部の背景色だけをそれ以外の部分と違う色にしたり，タイトル横に大学や研究所のロゴなどを配置するとポスターにメリハリができる．
③段落や段組のレイアウトが一目でわかるように余白を使う．あるいは彩色や枠線でポスター背景と各項目を区別する．
④図表とテキストは規則正しく整列させる．
⑤テキストは左寄せにする．

　逆に言うと，上記の原則から外れているようなポスターが，デザインで際立って目につくポスターであると考えられなくもない．冒険好きな方が，そ

※1：この原則は，最近ではすっかり一般的になった大判紙に印刷されたポスターを前提にしている．
※2：PosterSession.com（http://www.postersession.com），伝わるデザイン（http://tsutawarudesign.web.fc2.com）など

んなポスターの作成をめざされるのはもちろん自由だ．

　また，インターネット上には，商用・非商用を問わず，学会ポスターのテンプレートが用意されているサイト[※2]があるので，検索してお気に入りのサイトを見つけておくのもよい．

コラム

ポスター発表の現実

　日本のバイオ系の大規模学会では，一体どれくらいのポスター演題が発表されているのかご存知だろうか？　筆者の調べたところ，国内最大級の分子生物学会でのポスター発表は1日800演題にものぼる．会期は4日間なので，3,000演題以上のポスターが発表されることになる．ずいぶんと以前のこと，筆者は分子生物学会で，説明を聴きたいポスターとそれ以外のポスターもすべてタイトルだけでも眺めようと毎日会場を歩き回って，3日目に足が痙攣して動けなくなったことがある．それほど分子生物学会のポスター演題数は多い．中規模クラスの免疫学会のポスター演題は1日300演題前後，筆者の研究分野に最も関係のある細菌学会では1日250演題前後である．このなかで最も演題数の少ない細菌学会の場合に，1演題3分でポスターを読んだとしても（絶対無理だが），全演題を読むには12時間半もかかってしまう．つまり，中規模以上の学会でポスターをすべて見るのは無理なのである．では逆に，ポスター1つをしっかり読んで理解し，発表者に簡単な質問をするとして，1演題に要する適切な時間とはどれくらいだろう？　10分から20分くらいだろうか？　そうすると，学会のポスター発表のデューティータイムに配分されている時間は長くて3時間ほどだと思うが，その間にしっかりと見ることのできるポスター演題は9〜18題ということになる．つまり，観客には多くのポスター発表を見たり，説明を聴いたりする充分な時間はないのだ．だから本編で書いたように，catchyなポスター構成で，研究の概要を大づかみできるような説明が観客にとってはありがたいということになる．

第4章 よってらっしゃいポスター論

4. こんなポスターはイヤだ

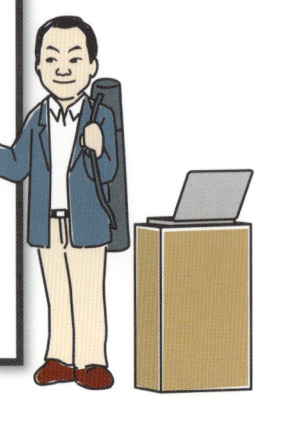

　ポスターによる発表形式が国内の学会に導入された当初は，いいのも変なのも玉石混淆で，演者が趣向を凝らしたさまざまなパターンのポスターが会場を賑わしていた．それから数十年経ってポスターの作法がほぼ定まって，大判プリンターも普及した．突飛なポスターは姿を消し，見やすいA0版の綺麗なポスターが大半を占めるようになった．いまや，見苦しいポスターは学会場でほとんど見かけない，と筆者は思う．本章でも，さまざまな方角から，わかりやすいポスターの作成についての考え方を述べた．しかしそうは言っても，ひょっとすると，初学者の方々にはどんなポスターがよくないポスターなのか，イメージするのが難しいかもしれない．そこで本項では，筆者が「こんなポスターはイヤだ」と思う典型例をあげてコメントしたいと思う．反面教師に他山の石，人の振り見て我が振り直せ．参考にしていただければ幸いである．

◆　◆　◆

■ ①「こんな論文を出しました」と宣伝しているだけのポスター

　本章-1の「ポスター発表とは」（102ページ）でも述べたが，論文の内容をそのまま書き写したかのようなポスター発表は，いまでも時々目にする．論文1篇の情報を詰め込んであるわけだから，言うまでもなく学会会期中の忙しいスケジュールの中でこれをすべて読める人は稀である．国内の学会で，しかもこれが英語論文ならば絶望的だ．このようなポスターを用意する人は，忙しかったのかあるいは面倒くさかったのか？　せっかく論文掲載までもっていけた自分の研究を紹介する機会を自ら逸しているのだが，それに気づかないとしたらもったいないことだ．

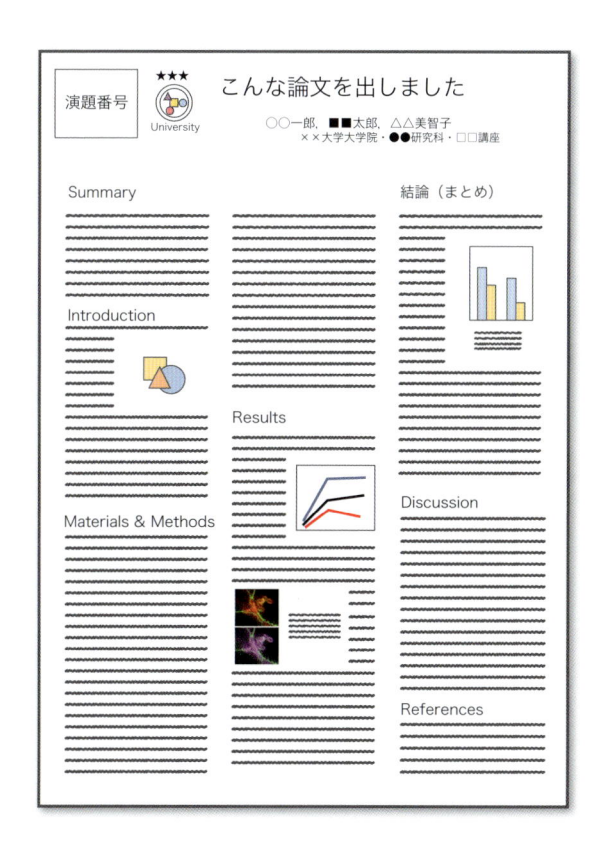

■ ②目を惹くことは間違いないけどね，と思ってしまうポスター

　研究材料やモチーフ（時には何の関係もないと思われる絵柄）をポスターの背景にしたために，肝心の中身がとっても読みにくいポスターは，ちょっと観客にとって厄介かもしれない．多分，作成に時間を使って苦労したのだろう，このタイプのポスターの前に立つ演者はいくらか得意気だ．しかしあいにく，この例のように暗色系の背景に白色で書かれた説明文は，目がチカチカして読みにくい．観客はこのポスターを見たあと，黒地に白い文字のシマシマ模様の残像が目に焼き付いて次のポスターを見るときには困ってしまうかもしれない．筆者の経験では，ここまでポスターデザインに凝る人のポスターは，大抵わかりやすく構成されているのでそれはいい．けれど，たくさんのインクを使ってここまでする必要があんの？　目を惹くことは間違いないけどねぇ，と少しだけ首を傾げてしまう．

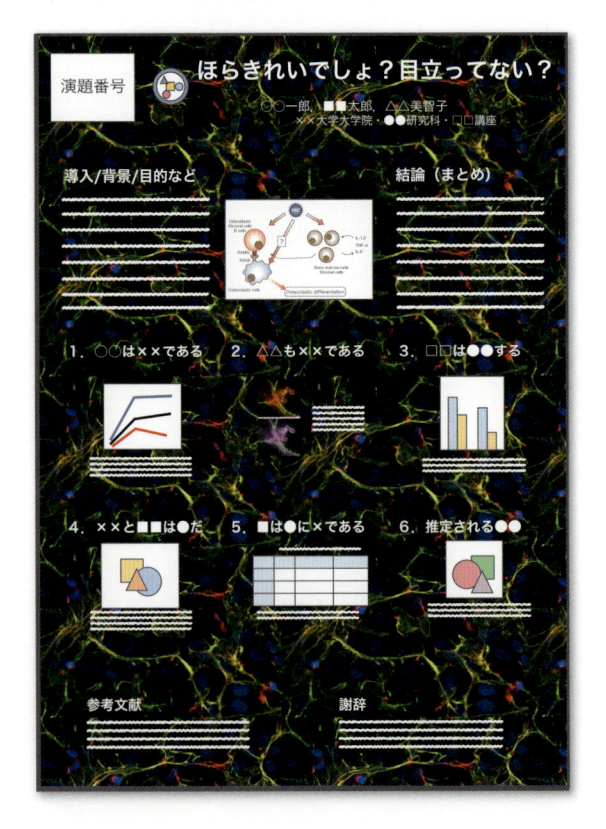

■ ③しっかり気を確かにして読まないといけないポスター

　ポスターで，段組されていない1行の文字数の多い説明文を読むのは苦痛である（本章-3の「『見やすいポスター』への工夫」，123ページ参照）．ウソだと思うなら試していただきたい．行数を数えながらか，行を指で押さえながら読むとかしないと，改行のたびにもとの行に戻ってしまって，いつまで経っても読み進めることができない（というのはちょっと大げさだが，読みづらいことは間違いない）．一方で，ポスターを作成する立場から見ると，文章を段組することはそんなに難しいことではない．何回かマウスボタンをクリックすれば，読みやすい段組された文章に変えることができるのだから，問題はそのことに気のつく心遣いがあるかどうかだけだと思う．

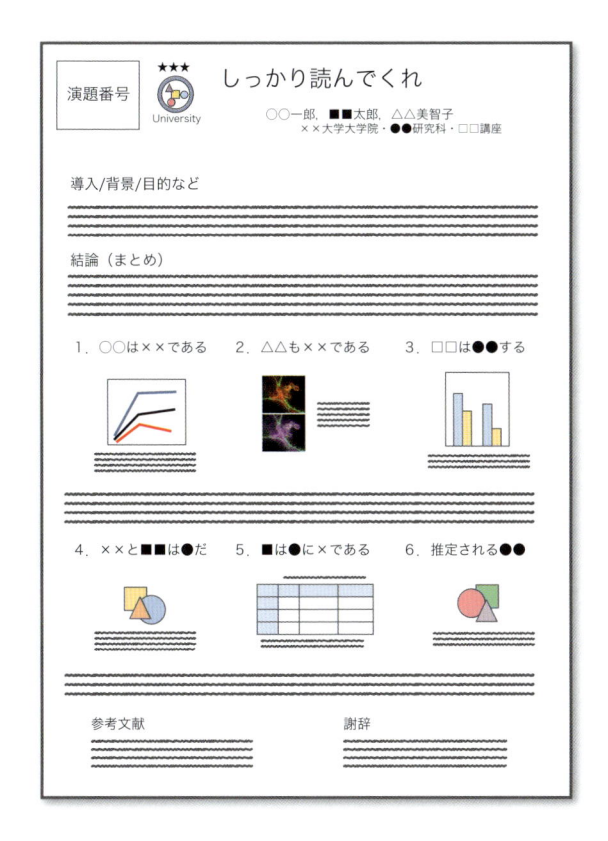

■ ④パーツの大きさが不揃いなポスター

　あちらこちらの報告書やスライドから図表をかき集めてきたためだろうか，パーツごとにフォントの大きさ（時にはフォントタイプも）や表示様式（書きぶり）が違うようなポスターを見たことがある．これは，なんというか，わかりにくいとかの問題よりも違和感が先に立って，読んでも研究内容が頭に入らない．「内容さえわかってもらえればいい」ということなのだろうか？　発表者はこれを作成したときに気にならなかったのだろうか？　それともプリンター設定か何かの手違いか？　と，読み手が悩んでしまう．「美的感覚やバランス感覚がちょっとおかしい」だけでは済まされないと思うのだが，いかがだろう？

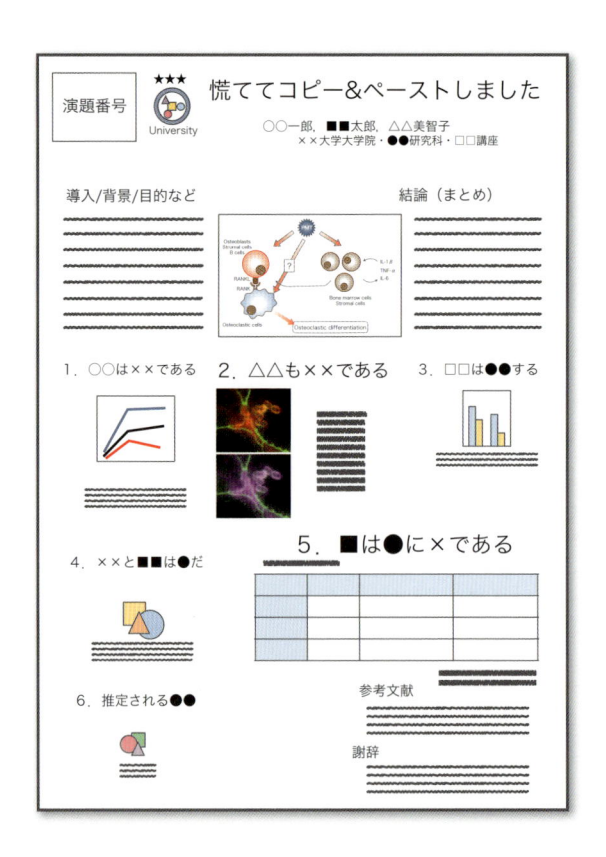

■ ⑤想像力を要求するポスター

　実験結果の図表と，それに申し訳程度の説明文を添えただけのポスター．研究内容を説明する本文はない．ここまで例示してきたなかで，最も頻繁に会場で目にするのがこの類のポスターである．すべてを読むのに確かに時間はかからないが，読んでも意味のわからないことがほとんどである．ポスターは「あなたが居ないときでも，あなたの研究を宣伝してくれる」（104ページ）のだから，self-explanatoryでなくてはならない．

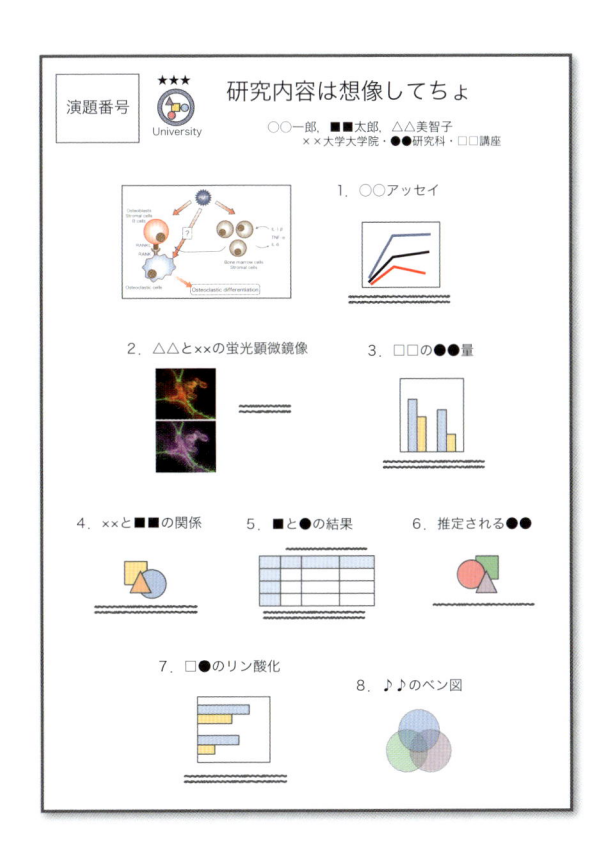

⑥実験データの乏しいポスター

　研究をして学会活動をしている皆さんにはいろいろな事情があると思う．データは少ないけれど，演題を出さなければ出張旅費が出ないとか，この学会の機会を利用して里帰りしたかったとか．しかし，演題抄録を見て，興味をもってあなたのポスターにやってきた「松」の観客がいたとしたら，その人の落胆を想像してほしい．すでに発表済みのデータを加えてもいいと思う．せめて，あなたの研究課題やアプローチなど，研究の全体像と最終的なゴールがわかるようにポスターを仕上げてほしい．

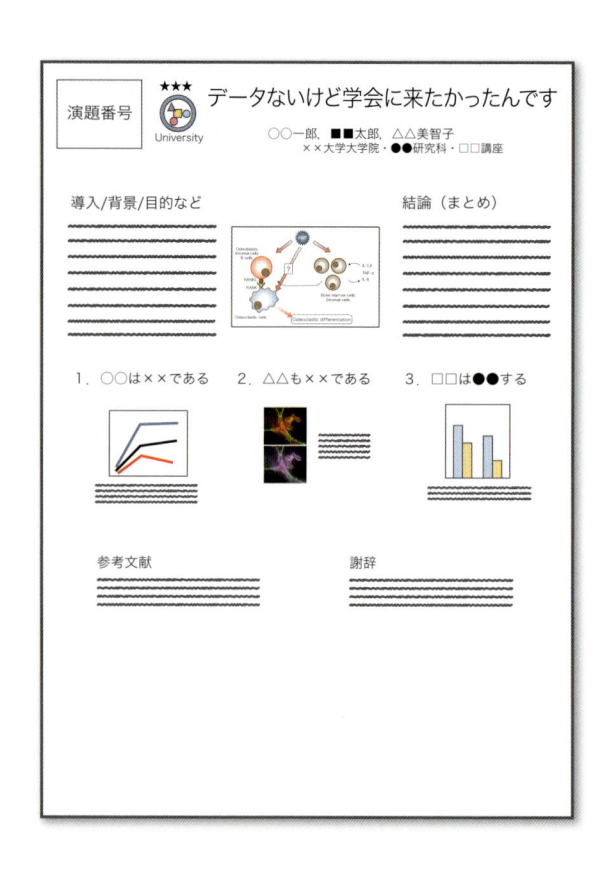

⑦しょぼい，みすぼらしいポスター

　大判の1枚ポスターではなく，A4サイズのコピー用紙にパーツを印刷して，それぞれを掲示板に貼り付けるポスター発表は主流ではなくなったが，それ自体がダメなわけではない．見やすいように整然と，そしてしっかりと貼り付けてくれれば，ポスター発表として充分に役割を果たすと思う．しかし下の例のように，ヨレヨレの用紙を1, 2本の画鋲で無造作に貼り付けただけのポスターはいただけない．しっかりと掲示板に留められていない用紙は，よれて曲がって内容が読みにくい．フラフラと風にあおられて揺れたりもする．「やる気もないし，内容を説明する気もありません」と言っているかのようだ．気のせいか，このようなポスターの演者はデューティータイムになってもポスター前に現れることが少ないようにも感じる．

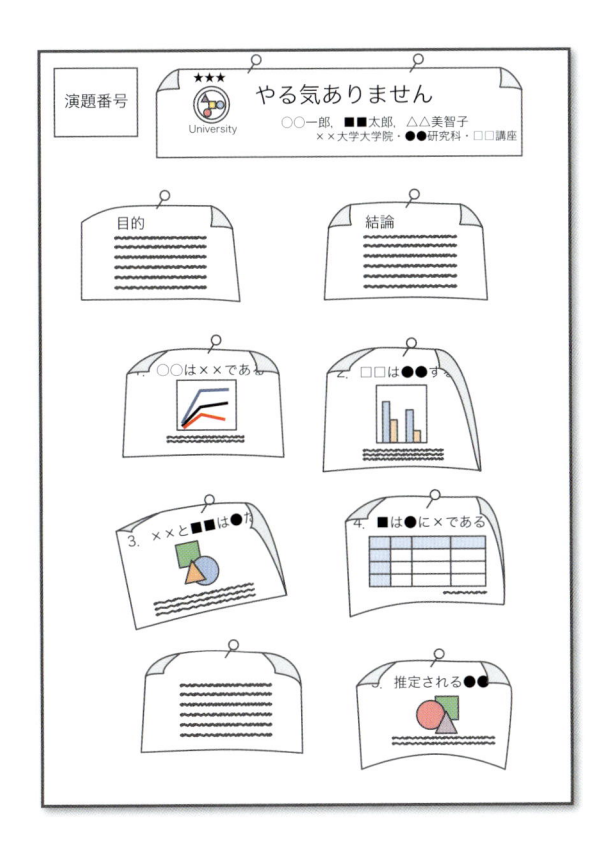

■ おわりに

　ポスター発表は，自由度の高い発表方法だと思う．本章で紹介したように「寅さん」や「ブティック店員」などさまざまな発表のやり方を選べるし，広大なポスター領域にどのようにデータや本文を配置するのかについても，本章で述べたように原則はあるものの，やはり自由度は高い．発表時間も細かく決められていないし，デューティータイムに発表者がポスター前に現れないとしても，観客は苦笑いするしかない．一方，これが口頭発表だと，決められた時間内でほぼ画一化した話し方で発表せざるを得ないし，もし発表時間になっても演者が現れないとなると，学会の世話人や座長に迷惑がかかって会場のひんしゅくを買うのは間違いない．

　だからポスター発表は口頭発表と違って，学会初体験の初心者にとっても敷居の低い発表方法たり得るのだと思う．しかしそれだけに，その出来映えや発表成果が，発表者のやる気によって全く違って現れるのもポスター発表だ．ポスター発表のチャンスを得たときこそ，いっそうのやる気を出して，準備に精を出すべきである．筆者はそう思う．

第1章 プロローグ
第2章 聴衆に捧げる口頭発表
第3章 見てくれスライド論
第4章 よってらっしゃいポスター論
第5章 プレゼンテーションを支える思想と経験と根性

アカデミアにおけるプレゼンテーションの役割は，言うまでもなく研究成果の伝達にある．その研究成果とは，長年にわたって繰り返された実験と，試行錯誤と七転八倒，沈思黙考，妄想錯乱？の上に積み重ねられた思考の上に成り立っている．そんな過程を経て得られた成果の発表が簡単にできるわけはない．研究成果を積み上げるのと同様に，納得のいくプレゼンテーション術を体得するにはさまざまな苦労と失敗が伴うものである．プレゼンテーションなど簡単にできると考えている人がいたら，それは勘違いかあるいはトークの天分に恵まれた人である．一般人の私たちは，プレゼンテーションに対して，研究そのものと同様に真摯な態度で臨まなくてはならない．最終章では，初学者の方々にはきっとためになると信じながら，これまでの経験を交えた筆者のプレゼンテーションに対する思い入れと思い込みを紹介したい．

第5章 プレゼンテーションを支える思想と経験と根性

1. プレゼンの準備に際して思うこと

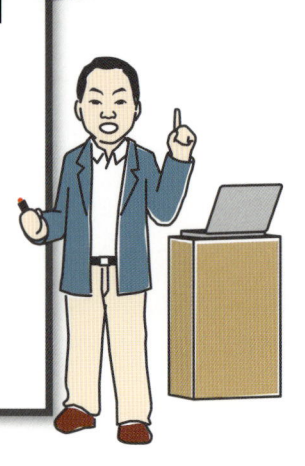

◆ ◆ ◆

リハーサルは短時間の口頭発表ほど必要だ

　第2章で，筆者はリハーサルの重要性について述べた．初心者の方はきっとこれを守って発表前にはリハーサルを繰り返して準備してくださることだろうと信じるが，ある程度経験を積んでくると原稿作成はもちろんリハーサルもしなくなる．それはそれで仕方のない事情もある．実験は止めるわけにいかないし，出張もあるし，事務的な雑用は降りかかってくるし．それに，人前で喋ることに慣れてくると，自分なりに得意な言い回しや常套句ができてそれなりに如才なく話す技術も体得するのだから，さらに準備のために多くの時間を割く必要性は乏しくなる．

　しかし，もし口演で与えられる発表時間がとても短い場合，初心者はもちろん中堅の研究者であろうとベテランの研究者であろうと，リハーサルを怠らないように筆者はアドバイスしたい．**発表時間が短ければ短いほど口演は難しくなる**ものだ．ポスター演題に時に与えられるプレビューセッションや大人数の研究グループによる研究助成金の班会議などでは，発表時間が2〜3分のものさえある．そんなときに無駄口を叩いたり，ストーリーが横道にそれたり，言葉に詰まったりしていると，本当に伝えたい情報が伝えられな

くなってしまう．あるいは，発表時間を大幅に超過してみっともないことにもなる．逆に，3分ほどの短い時間で見事にコンパクトにまとめ上げたストーリーをよどみなく話すことができれば，聴衆に与えるインパクトはかなり強い．3分の口演時間なら，スライドは2〜4枚，リハーサル時間も3分ほどだ．インパクトのある発表をするために費やしても全く惜しくない時間だと思うが，いかがだろうか？

誰もあなたの話など聴きたくない!?

　あなたが世間によく知られているような実績をもつ有名研究者でないのなら，口演に際して心に留めておいていただきたいことがある．それは**「喜んであなたの話を聴きたい，と思っている聴者は講演会場にはほとんどいない」**ということだ．多くの人は「仕事だから仕方なく」学会場に足を運んでいる．あなたの話を聴きたい，あなたの話はきっと面白い，と思って会場に座っているのではない．時に，このことを理解していないと思われる発表者の口演を（不幸にも）聴くことがあるが，こういう人たちの口演にはいくつかの共通点がある．

　まず，導入部における研究背景や問題点の説明などが不十分である．実験結果の相互関係がよくわからない．口演の所々で，やたらと自分の研究環境や研究事情などのエピソードを盛り込む．話し方が冗長．演者だけが嬉しそうに話をしている．などなどである．「私が面白いと思っているこの研究，当然あなたも面白いでしょ？」といわんばかりの演者の様子は，わが子を猫かわいがりするあまり周囲のあきれた目に気づかないような未熟な親の様子にも似る．筆者の理解では，「面白いのが当然」だから，導入部で研究背景を丹念に説明するのを怠ってしまうし，それぞれの実験結果の関係を論理的に説明するのもすっ飛ばしてしまう．「可愛いわが子」が寝返りを打ったり，立ち上がったりするのが嬉しくて仕方ないので，いろんなエピソードを話に盛り込みたいが，赤の他人にとってそのエピソードは大抵つまらない．

　私の知る限り，だいたい同じ人物が同じようにこのような失敗を繰り返すので，多分にその原因はその人の性格に由来するのだと思う．しかし，性格だから仕方ない，ということもない．このような話し方をしていると，本当

に価値のある研究でも過小評価されかねないのだから．そこで，そういう傾向をお持ちの方々には**「自分の研究を，徹底的に距離を置いて見てみる」**ことをお勧めしたい．かつて日本の各所には「拾い親」という風習があった．生まれたわが子を一度捨て，近所の拾い親に拾ってもらって連れ帰るという一種の儀式をすると，その子は丈夫に育つというのだが，「可愛いわが子」の研究も一度捨てるような気持ちで距離を置いてみると丈夫に育つかもしれない．しかし自分のことは自分ではわからないものだ．どうしてもこの点で改善されない場合，周囲の仲間がその人に（お互いに信頼関係があるのならば）あえてはっきりと言ってみるのもいいかもしれない．「誰もあなたの話など聴きたくないのだ」と．

「あがる」という厄介な心理

「プレゼンテーションのやり方」のような講演をしていると，「私はあがり症なのですが，どうすれば落ち着いて喋ることができるようになるんでしょうか？」という質問をよく受ける．しかし残念ながら，この質問に対して速効性のある適切な答えはない．「『人』という字を手のひらに書いて飲み込む」という日本古来の伝統療法があるが，てきめんに効いたという話は聞かない．カウンセリングを受けたり，薬を服用したりという方法もあるらしいが，それらについて書くのは本書の趣旨に合っているとも思えない．そこで，筆者の経験を振り返ってみた．

筆者はもともとあがりやすいタイプではないと思う．しかし，大学生のときの初めての学会発表はひどく緊張した．たった7分ほどの口頭発表だったが，事前には本書で書いたように原稿を書き，何度もリハーサルを行い，かつ当時の重いスライドプロジェクタを宿舎に持ち込んで直前まで練習した．しかし本番では全く余裕がなくてすっかりあがってしまい，おそらく強ばった表情でリハーサルした発表内容を口に出しただけにすぎなかったと思う．口演後，会場にいた友人には「目がキョロキョロして焦点が定まらず，めちゃくちゃ挙動不審だったがちゃんと発表はできていた」と言われたが，「発表できていたかどうかは知らんが，口演のたびにこんなに緊張しなければならん仕事などまっぴらごめんだ」というのが筆者の初口演後の感想だった．

それがどういうわけか，そんな仕事にどっぷり浸かってしまって現在に至っている．学生の頃，イヤでイヤでたまらなかった口演時の緊張をどう克服したのか？　次の「学会場で思うこと」の項でも書いているが，過度に緊張するのを避けるために，会場に早く入ってセッションの雰囲気を口演前につかんで集中力を高めるとか，あるいは，口演中は少数の聴者に話しかけるように意識するといった工夫をするようにはなったが，実は克服などしていない．経験を積むにつれ，さすがにいつもいつも緊張することはなくなったが，それでも時々，演台で話を始めてから突然緊張して「あがる」ことがあるのだ．その理由はよくわからない．1つだけ感じているのは，どうやら筆者は音響のよい会場が苦手らしいということだ．自分の声が響きやすい会場では緊張する（あがる）傾向にある．しかしそれがわかったところでどうしようもない．50歳を過ぎても，**あがるときはあがってしまう**のだから．ただし，学生時代から今に至るまで準備には時間をかけてリハーサルを続けているので，緊張しすぎて口演がおかしくなってしまったことはない（と自分では思っている）．それと，自分の研究成果を聴者にどうしても伝えたいという強い気持ちや，それが伝わったときの嬉しい気持ちは，自分が緊張するかもしれないという不安とは全く別次元にあるということも経験を積んで悟った．すなわち，**「しっかりと準備する」**ことと**「研究成果を伝えられる喜びを思う」**ことが，今のところ筆者にとって最も有効な，緊張から自分を解放する方法になっている．

第5章 プレゼンテーションを支える思想と経験と根性

2. 学会場で思うこと

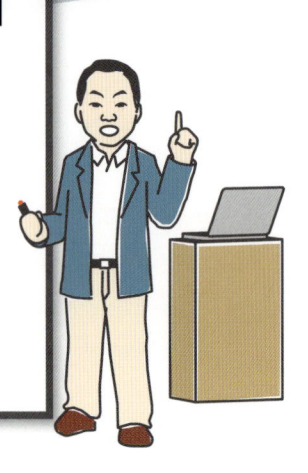

◆ ◆ ◆

会場に入って

　準備万端にプレゼンテーションのリハーサルを繰り返し，本番当日になった．もうやっておくことはないだろうか？　実は，ある．

　本番当日には早めに会場に出向いて，その様子や雰囲気を知っておこう．こういうことも慣れていない演者には必要なことだ．スクリーンの大きさや会場の大きさや明るさ，演台はスクリーンに向かって左側にあるのか右側にあるのか，演台から最前列の客席までどれくらいの距離か，どれもこれもあらかじめ知っておいて損はない．その演台に立って，自分がどのように発表するのか頭の中でシミュレーションしておくのも1つのトレーニングだ．

　さらに学会やシンポジウムのセッションが始まって聴衆が会場を埋めるようになってくれば，会場の中央よりも前側の席，できれば**最前列に近い席に陣取って，他の演者たちの発表を聴こう．**講演会場の演台に近い前方半分と，後方半分というのは，同じ部屋の中であるにもかかわらず雰囲気は全く違うものだ．前方部を陣取る聴者は熱心な方が多く，演者も映写されるスライドも間近で発表に集中しやすいので，周囲の空気は緊張感に満ちている．一方，後方部は，あわよくば席を立って部屋を抜け出そうとしている人ばかり（と

いうこともないが）で，どちらかというと緊張感はなくて気楽である．そんな後方部に座っていて，自分の順番でいきなり演台に立って発表するというのでは，あまりに緊張感にギャップがありすぎる．そこで，自分の発表の前に緊張感のあふれる前方部に席を取って自分の集中力をあらかじめ高めておくのも1つの方法だ．特に，あなたがあがり性だったり，発表の経験が皆無に近い場合はきっと効果がある．前席に陣取ったら，他の演者が発表している間に時折り後ろを振り返ってみて，聴者の方々の顔を眺めて演者の気分を早めに味わってみるのもいい．

　会場前方部の緊張感に包まれて集中力が高まったら，そしてあなたが本当にリハーサルを繰り返して準備万端であるなら，もう何も心配することはない．あとは座長があなたの名前をよぶのを待つばかりだ．

口演では

　公式な学会などでは，そのときに発表されている演題の次の演者のために，演台のすぐそばに「次演者席」なるものが用意されていることが多い．その次演者席で，先の演題が終わって次に座長に紹介されるのを待ち，演台に上がる．演台には，コンピュータセット，レーザーポインター，マイク，タイマーなどが用意されている．マイクは有線なのか無線なのか，スタンドから取り外して持つことができるか，スイッチは入っているか，さらにはレーザーポインターのボタン類などを一瞥して理解し，いよいよ口演を始めることになる．

　口演の滑り出しはとても大切だ．それは，声の大きさや調子，話すスピードを口演中に変えることはなかなか難しいので，話し始めの調子が口演全体の調子に影響を与えることになるからである．何度も繰り返してきたリハーサル通りに口演をスタートできるように，声の調子や大きさを少しだけ意識して話を始めよう．口演中はうつむいていてはいけない．スライドを指し示すときはスライドを，それ以外のときは聴衆に目を向ける．第2章でも書いたが，たくさんの聴衆の中には，あなたの話を聴きながら肯いたり首を傾げたりと表情豊かに反応を返してくれる人が必ず一人や二人はいるはずだ．口演の節目節目で，そのような聴者に**語りかけるように話す**．時々，演者が聴

衆の反応に関係なく一本調子に話し続けてしまって白々しい雰囲気が会場を包むような，そんな口演を見かけることがある．筆者はこれを「死んだ口演」と陰でよんでいるが，聴者に語りかけるように話すことで，少なくともそのような事態を避けることができるはずだ．余裕があれば，タイマーや時計を見て時間を調整し（リハーサルを繰り返していれば口演時間を心配する必要はないが），口演を終える．そのあとには質疑応答という関門がある．これをどうやって無事乗り越えるか？　初心者にとっては難しい問題だ．

質疑応答という関門

　質疑応答をそつなく，あるいは楽しく過ごすためにはそれなりのやり方はある．しかし「コツ」のような即席達成法はない．**質疑応答に王道なし**，なのである．筆者の経験によると，口頭発表や論文作成が最初から上手な人はまれにいる．しかし，質疑応答を最初からそつなく上手にこなせる人はほとんどいない，と思う．質疑応答をそつなくこなすためには，「質問の意図を素早く理解する」ことと「簡潔に質問者の求める回答を述べる」の2つの技術が必要だ．さらに，どう答えていいかわからないときには，周辺の状況を述べながら，あるいは質問者の反応を見ながらそれなりの回答を紡ぎ出す，ということが必要なときもあるだろう．このような技術はすなわち，ディスカッションする技術である．ディスカッションにコツなんてあるわけないのだ．

　ディスカッションする技術を磨くためには，ディスカッションするしかない．そして幸運なことに，研究を志す立場ならばディスカッションする機会はいくらでもあるはずだ．そういった機会に，先輩に対しても後輩に対しても積極的にディスカッションするように心がけよう．さらに，学会などで，他人の口演の質疑応答の時間に，**手をあげて質問してみよう**．学会場などでマイクを前にして質問するのは緊張するものだ．しかしその緊張を乗り越えて，発表者に自分の疑問をわかってもらうために論理的に質問をするのは，実は高等技術であるといってもいいほどのことなのだ．例えば，他人が挙手をしてマイクの前で，椅子に座ったままのあなたの心中の疑問と同じ質問をしたとする．「あ，私の質問はあの人と同じだった」と勘違いしてはいけない．挙手をして質問をしたその人と，椅子に座ったままのあなたでは，質問

を紡ぎ出す間の緊張感にもアタマの働きにも雲泥の差があるのだ．こうした緊張感や瞬時のアタマの働きが，質疑応答をそつなくこなすテクニックを培うのだと思う．つまり，質疑応答が上手くなるためには，**たくさん（声を出して）質問して，たくさん（声を出して）答えることだ**．それしかない．ただし，他人の発表の質疑応答の時間を利用して，自分の研究内容を紹介するためのような質問をする人がいるが，これはいただけない．質疑応答の時間は発表者の研究内容の理解を聴衆で共有するために使われるべきである．

___コラム___

レーザーポインター

プレゼンテーションでのスライドの指示に，レーザーポインターが使われるようになって久しい．スライドの上に鮮やかに浮き上がるレーザーの光点は，昔の指示棒に比べてエレガントに見えるし，聴者にとっても確認しやすい．そんなレーザーポインターだが，皆さんはどのようにお使いだろう？ レーザーをずっとオンのまま点灯させて，スライド上で光点を行ったり来たりと勢いよくすべらせてはいないだろうか？ これをやると，スライド上をウロウロする光点が鬱陶しくなって，結局，聴者の集中力を削ぐことになってしまう．そこで筆者は，レーザーポインターの指示にオン/オフのメリハリをつけることをお勧めする．レーザーポインターをオンにして，あるパーツを指し，一通りの説明を終えて別のパーツに移るときにいったんポインターをオフにし，次のパーツ上で改めてオンにする．細かい話だが，これでずいぶんとプレゼンテーションの印象が変わるものだ．余談だが，筆者は，緊張のあまり手が強ばったのか，口演が終わってもポインターのボタンを押し続けたまま質疑応答に入って聴衆の方に向き直り，質問者や聴衆に向けてレーザー光線を照射しながら質問に答えていた（本人は気がついていなかった）演者を知っている．…言うまでもないが，レーザー光は決して人に向けないように．

第5章 プレゼンテーションを支える思想と経験と根性

3. プレゼンテーションへのスタンス

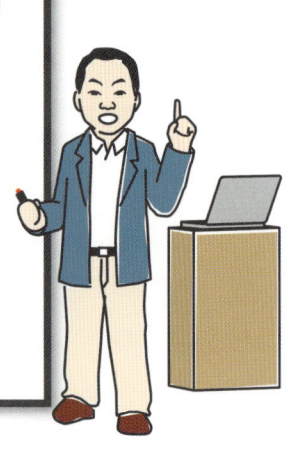

◆ ◆ ◆

達人に学べ

　前項で，質疑応答が上手にできるための近道はないと書いたが，プレゼンテーションが上手になるための速成術というのも，まずない．しかし，遠回りせずに上達をめざす方法ならある．それは**プレゼンテーションの上手な人のやり方を見習う**ことだ．見習うというよりも真似をする，といった方がいいかもしれない．プレゼンテーションが上手い，あるいはプレゼンテーションのやり方があなたの感性に合っているような人は，あなたの周りに必ずいるはずだ．そんな先輩方の，スライドや言い回し，ストーリー展開，あるいはアニメーションやトランジションの技術をよく観察して真似てみると，それまでには気づかなかったことが見えてきたりするものだ．

　筆者にとって，プレゼンの最初のメンターは，30年以上前に修士課程の大学院生だった筆者がモグリで出席した博士課程の特別講義に招待講師でいらっしゃった，竹田美文先生（当時東京大学医科学研究所教授）である．このとき，竹田先生の情熱的で高い学問レベルの講義内容と，受講生を引き込むような話術にいたく感銘を受けた筆者は，プレゼンの準備のたびに，どうすれば先生のようにわかりやすく情熱的に話ができるのか考えるようになった．

筆者がプレゼンの技術にこだわるようになったのは，このときの講義がキッカケである．その後も，講演の達人とよばれるような先生方の講演を聴いて感激して「自分の発表を楽しく聴いてもらうことは大切だ」という認識を確かにし，やがて，わかりやすく口演するということが筆者にとって大きなテーマになった．それからは，いろんな先生の講演のいろんな工夫を，「使える、、、」と考えてはいつもいつも盗むようになった．

　筆者のプレゼンテーションの手本は研究者だけにとどまらない．例えばラジオパーソナリティーの浜村淳さんも，筆者に影響を与えた話芸の先生である．浜村さんは映画本編よりも解説の方が面白いと世間で評判のベテラン映画解説者でもある．筆者は，大学院生時代の一時期，アルバイトなどの都合で平日の朝に自動車で移動するのが日課だった．そのときにカーラジオで聴いていたのが浜村さんのラジオ番組「ありがとう浜村淳です」(大阪MBS放送)だった（なんでFMを聴かん？カーステレオは？とかの疑問をもたれるかもしれないが…，なぜか私はAMラジオを聴いていた）．この番組は25年以上経ったいま（2013年1月現在）でも，日曜日を除く毎日の午前8時から関西エリアで放送されている．番組開始から9時頃までの約1時間，浜村さんは，CMを挟まずにほとんど一人で週刊誌や新聞から選び出した時事について喋りまくる．これが実に面白くて，知らないうちに話にどんどん引き込まれてしまう．その間，浜村さんの口からは「え～っと」とか「あ～」とか，喋りをつなぐような言葉がほとんど出てこない．話題の変わり目も実にスムーズである．考えてみてほしい．スライドもなく，聴衆の表情を見ることもなく，そして言葉に詰まることもなく1時間ずっと喋り続ける浜村さんの驚異的な能力を…，これぞ話芸である．どうしてこんなことが可能なのか？いまでも時々「ありがとう浜村淳です」を聴きながら考えてみたりすることがある．なんとか秘密を探り出して，少しでも浜村話芸に迫りたいと思うが，まだまだその境地に達することはできていない．

　もう一人，研究者ではないがプレゼンの達人にあげたいのはアップル社の前CEOの故スティーブ・ジョブズ氏だ．ジョブズ氏のプレゼンテーションは，アップル社主催の情報機器関連会議（Worldwide Developers Conference）における新製品紹介の基調講演が有名である．ここでジョブズ氏は，いつも黒系のTシャツとジーパン姿で演壇に現れ，印象的な言い回しと美し

いスライドで聴衆を魅了する．ジョブズ氏のプレゼンテーションがなぜ素晴らしいのか？　多くの人がこれを分析しており，たくさんの書籍になっているほどだ．その分析の詳細はこれらの書籍やインターネット上にあまた存在するサイトに譲るが，要約すると，①シンボリックな短い言葉とスライドで深い印象を与える，②熱意をもって聴衆に語りかける，③講演の終わりに「One more thing」と，控えめに最重要の話題を切り出すという点がジョブズ氏の特徴だといえるようだ．氏のプレゼンは研究発表とは違うので，後述するようにいくら参考にしようとしてもそもそも真似ることが無理な要素もあるが，効果的なイントロとそれに続いて盛り上げるように本題に入っていく語り口はやはり秀逸だ．ジョブズ氏はプレゼンの天分に確かに恵まれている．「私にはそんな才能はないし，真似るなんてぜんぜん無理」と感じる方もいらっしゃるだろう．けれど，1つだけ気をつけていれば真似をできることがある．それは，映写したスライドに張り付いたようにして話すのではなく，ジョブズ氏のように聴衆を見て，間合いをとって，語りかけるように話す，という点だ．それなら練習すればできそうだ．一度，ジョブズ氏になりきってプレゼンしてみるというのはどうだろう？

　実は，筆者は，ジョブズ氏のプレゼンをすっかり真似てみようと思って，ある研究発表会のときにそれなりに準備したことがある．しかしいくつかの理由でジョブズ流プレゼンをそのまま研究発表に使うのは無理だということがわかった．1つは，製品紹介の基調講演に比べて研究発表の方が圧倒的にスライド1枚の情報量が多いことである．多数のデータを前にして，それぞれを情熱的に語ったりしたら，研究発表会ではすっかり浮いてしまうことは間違いない．それと，一般の研究発表では，ジョブズ氏の基調講演ほど聴衆が何かを強く期待しているわけではない．聴衆の期待が高いと少々過剰な演出をしても許されるが，そうではない研究発表会では過剰な演出は反感を招くばかりだ．さらに研究発表の場で，一通り発表を終えた口演の最後に「One more thing」などと言って最重要トピックスの話を持ち出したりしたら，聴衆の怒りを買うのは間違いない．

第5章

聴衆を笑わせる
― プレゼンテーションにおけるギャグ，アドリブについて ―

　筆者は大阪市内で生まれ育った．だから（なにが「だから」かわからないが），子どもの頃の土曜日や日曜日のお昼過ぎには，テレビ放送で吉本新喜劇や松竹新喜劇を食い入るようにして観たものである．それから大人になって仕事の関係で3年間ほど千葉県で過ごしたことがあるが，大阪弁は全く抜けなかった．それはプレゼンテーションの場でも変わらず，本人は標準語で話すように気をつけているつもりだが，どうもしっかり大阪弁で話しているようだ．ある学会では，発表後に，ある先生から「ホリグチさんの発表は大阪弁で面白いですけど，吉本（吉本興業株式会社，大阪を本拠にしたエンターテイメント企業）で修行されたんですか？」と，大阪人にとって面白くもおかしくもない冗談を言われたこともある．しかし，そこは大阪人の血だ．口演中に聴衆に笑っていただけたら，嬉しいことは間違いない．

　筆者は，学術講演で心の底から笑ったことが人生において二度ある．それはムチャクチャ楽しい講演だった．1つは私の学生時代（1985年頃だと思う）．当時京都大学ウイルス研究所にいらした日沼頼夫先生の講演である．講演は，日沼先生の有名な著書『新ウイルス物語』（中公新書）にも書かれている，成人T細胞白血病（ATL）ウイルスの話だった．導入部からグイグイ引っ張られて，縄文人と弥生人の話や山形県の飛島にフィールド調査に行く話など，時間と空間を自由自在に往き来するダイナミックな内容で，その話の中に散りばめられた先生のユーモアたっぷりの語り口に何度も大笑いさせていただいた．おそらく，私が聴かせていただいた講演のなかでは最高の講演だったのではないだろうか．

　もう1つの講演は，私が大阪大学微生物病研究所の助手になった頃（1993年頃だと思う），医学部第三解剖の教授だった藤田尚男先生の最終講義である．先生は解剖学でも，特に分泌現象の形態を中心に研究されていた．そして，（確か）ペルシャ絨毯にも造詣が深い．ご自身の研究の進展とペルシャ絨毯の発展を重ね合わせてストーリーを展開する，芸術品のような（木戸銭を取ってもいいような，と言ったら藤田先生に失礼か）講演だった．この講演中にも，何度も笑わせていただいた．

聴衆を笑わせるというのは，聴衆を話題に引き込むための最高のテクニックである（ただし，これはある程度経験を積んだ研究者限定の話で，いろんな意味で初心者には無理だ）．芸人さんのように一発芸や前後の脈絡のないギャグで笑わせるのではない．発表の研究内容を共有した聴衆の知的興味をくすぐって笑わせるのである．それで聴衆はリラックスするし，演者の発表に集中を切らさなくなる．ただし，繰り返すがそれは最高に難しいテクニックでもある．そもそも，公開のお笑いテレビ番組ならいざ知らず，一般に日本人はおカタい学術講演などで笑う準備ができていない[※1]．だから，ちょっと出来のいい程度のジョークでは聴衆は笑わないので，生半可に冗談を言ったりしても笑ってもらえず，いわゆる空回りしたスベった状態になることが多い．そうすると話の接ぎ穂が切れて，発表自体がギクシャクしたりするので危険なテクニックでもある．「あいつは口演中に面白くない冗談ばかり言う」というレッテルでも貼られてしまうと最悪だ．

　もしあなたが，この危険を冒す勇気があって，たとえスベっても落ち込むことのない芯の強い人であるのなら「聴衆を笑わせる」ことに挑戦してもいいと思う．これに大いに成功すると最高にインプレッシブな口演をすることが可能だ．私が20年以上前の日沼先生や藤田先生の講演を印象深く覚えているように…．ただし，聴衆を「笑わせても」，聴衆に「笑われない」ように気をつけよう．

　それから，必ずしも聴衆を笑わせるということに繋がるわけではないが，本来準備したストーリーにない話題を口演中に持ち出す，いわゆるアドリブというのもあるが，これも危険な技術である．よくある話だが，アドリブを話しだすと，その話にさらにアドリブをかぶせてしまったり，オチをつけるために話を拡げたり繰り返したりして全体的に締まりのない口演になってしまうことがある．アドリブを振るときには，必ず本ストーリーにすぐに戻るという強い意志が必要である．

※1：外国の学会では，聴衆を笑わせることはそんなに難しくないようだ．筆者自身「こんなんおもろいんか？」というようなジョークで爆笑を誘ったことが何度かある．外国人は学術講演でも，笑う用意ができているようだ．あるいは，笑いの閾値が低いのかもしれない．

「わかりやすい」とはどういうことか?

　本書を執筆するにあたって筆者がめざしたのは「わかりやすいプレゼンテーション」の考え方を読者の方々に説明することであった．では筆者は「わかりやすい」ということをどのようにイメージしているのか？　2つの例をあげて述べてみたい．

　まずは図1を見ていただきたい．あなたはトイレの個室にいる．尾籠な話だが，用を済ませたあと，多量の水が流れる「大」と少量の水で済ませる「小」の水洗のコックやスイッチをどうやって見分けているだろうか？　図1Aの右図のように，日本国内なら，たいてい「大」「小」の字と矢印で，ひねる方向がコックに明記されている．その通りにコックをひねれば望みの量の水を流すことができる．これはわかりやすいだろうか？　外国人などで日本語が読めない人には，これは決してわかりやすい表示ではないと思う．一方，図1Bは，筆者がパリで遭遇したトイレの写真である．ヨーロッパの別の場所でも何度か目にしたこのような便器には，大きなボタンと小さなボタンだけがついていた．水洗ボタンの形そのものが「大」と「小」を示しているわけである．これならば読める読めないにかかわらず，字を判読するという過程を飛び越えて直感的に目的の量の水を流すことができる．こちらの方が明らかに図1Aのトイレよりもわかりやすい．

　2つ目．図2Aのドアは押して開けるのか，引いて開けるのか？　ドアに近寄ってよく見てみると右図のようにドアノブのすぐ上に「押/PUSH」と書かれているので，このドアは押して開けるタイプのドアであることがわかる．これはわかりやすいだろうか？　次に図2Bのドアを見てほしい．このドアにはノブがない．ノブがないのでそもそもドアを引くことができない．通行人はドアにずっと近づいていって，手をドアにつくか，あるいは身体ごとドアにぶつかって押して開けるしかない．つまり，押して開けてほしいドアであれば，最初からドアノブを取っ払ってしまえばいいわけである（無論，これはコンセプト上のたとえで，実際にすべてのドアにそれが可能かどうかはここでは問わない）．

　筆者はこのパリの便器やノブのないドアのような工夫が「わかりやすい」ための工夫の理想だと思う．これらの例のように**「わかりやすい」を通り越**

図1 「わかりやすい」とはどういうことか？ トイレにて

A

B

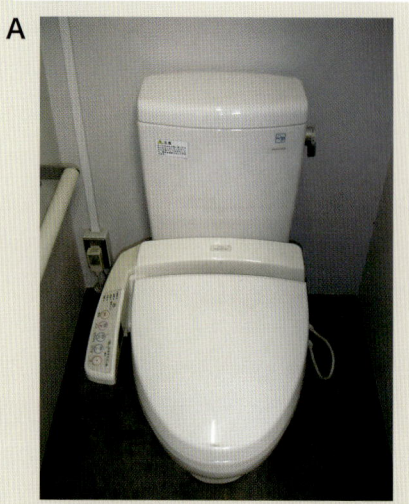

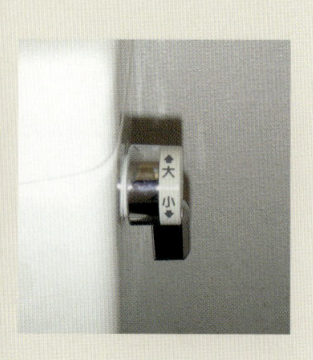

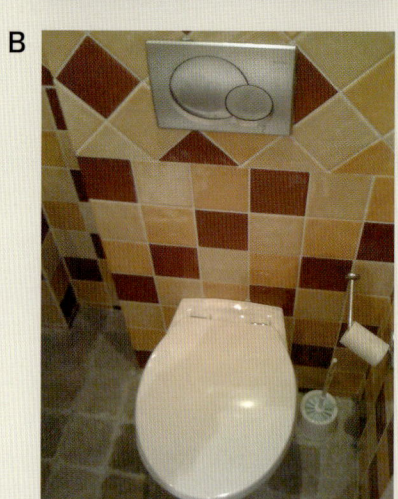

Aの大・小を字で表した水洗コックよりも，Bの大・小をカタチで表した水洗ボタンの方がわかりやすい

して「わかってしまう」ように仕向ける工夫をする．これが筆者の考える「わかりやすい」のイメージである．

図2　「わかりやすい」とはどういうことか？ ドアの前で

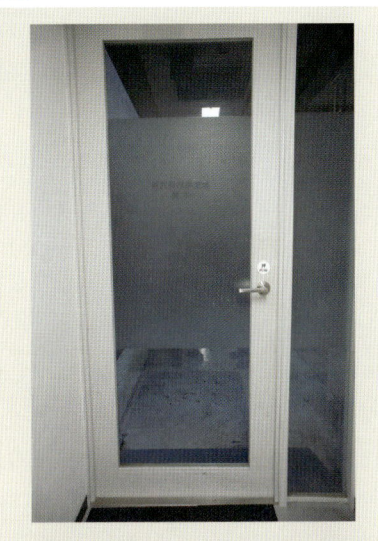

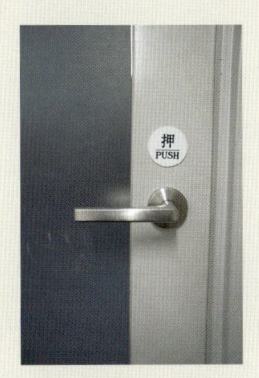

A

B

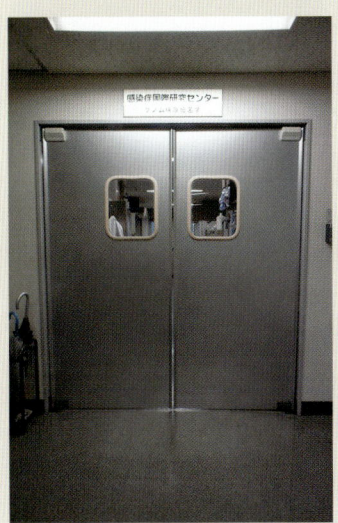

押して開けてほしいドアならば，「押」と表示されたドア（A）よりも，最初からドアノブのないドア（B）にすればいい

イチローにもできない

　ここまで，どのようにしてわかりやすいプレゼンテーションを行うのかについて，その心構えから実践までさまざまな方面から考えてきた．では，本書で取り上げた考え方や方法に則れば，本当に誰でもいつでも「わかりやすいプレゼンテーション」ができるだろうか？　このことについて最後に考えたい．

　筆者は，プレゼンテーションのやり方についての考えを自分のプライベートなウェブサイトで書き，その縁で本書のようなプレゼンテーションについての書籍まで上梓することになった．ではそんな筆者自身，いつでもどこでも上質のプレゼンテーションを披露できるかといえば，必ずしもそうではない．自分の体調，発表の日時や場所，会場の音響設備，聴衆の反応など，プレゼンテーションの良し悪しに影響を与える要因はいろいろあって，最高のプレゼンテーションをいつでも行えるわけではないのだ．時には全くうまくいかず，反省するばかりのまずい結果になってしまうこともある．それはスポーツ選手のパフォーマンスが，心身のコンディションや対戦相手のレベル，試合場の環境などによって左右されるのと似ている．プロ野球の世界でも，メジャーリーグで10年連続200本安打を達成したイチロー選手や，世界の本塁打王とよばれた王貞治さんでも「バッティングが簡単だと思ったことは一度もない」「バッターがバッティングで悩むのは当然だ」というセリフを残している．レベルの違いを度外視して言わせていただければ，全くその通りで，私たちにとっても「プレゼンテーションは簡単ではない」し，「研究者がプレゼンテーションで悩むのは当然」なのである．大切なのは，その思いを胸に刻んで，**毎回プレゼンテーションの準備を怠らないこと**である．

　それと，「わかりやすいプレゼンテーション」と「上手いプレゼンテーション」の違いを（あきらめを込めて）しっかりと認識しておくと，いくらか気分が楽になるかもしれない．筆者は，本書で書いたような原則を守ることによって「わかりやすいプレゼンテーション」は誰にでもできるようになると思うが，「上手いプレゼンテーション」となるとまたさらに敷居が高くなる．前者は聴衆にわかっていただくために心を砕けば達成できるが，後者にはさらに演者の演技力・演出力や表現力，場合によっては声量や声質のような天

性にかかわるような要因が必要になるからだ．「達人に学ぶ」のは大切なことだが，達人の域に達するのは残念ながら万人にできることではない．そこで特に**初心者の頃には，朴訥でも素朴でもいいから「わかりやすいプレゼンテーション」のみを心がけて準備すること**をお勧めする．国際会議などで時折り経験することだが，美しいスライドを使って流暢な英語で華麗な口調だが混乱したストーリーの口演よりも，非英語圏の演者のたどたどしい抑揚のない英語でも，わかりやすいスライドでわかりやすく工夫して説明された口演の方が（当たり前だが）高い賞賛を受ける．

そこで最後に，第2章の冒頭部で書いたことをもう一度繰り返したい．**プレゼンテーションは話すためにあるのではなく，聴いていただくためにある．**「聴衆からみられている，如才なく話さねばならない」と考えて憂鬱になるよりも，「自分の話をわかっていただく」ことに心を集中させ，時間をかけて入念に準備しよう．すべては自分の成果をみんなにわかっていただくためである．軽やかに優美に話す必要などない．聴き手にわかっていただくことがすべてである．それが学会におけるプレゼンテーションの基本だと筆者は思う．

コラム

TEDに講演者の情熱を見る

　TED (Technology, Entertainment, Design) という非営利組織をご存知だろうか？この組織はさまざまな分野やテーマで講演会（TEDカンファレンス）を主催している．1984年に最初の講演会が催され，その後，講演の内容がインターネット上 (http://www.ted.com) で公開されるようになって一躍有名になった．講演者には実にさまざまな著名人がたくさん選ばれており，ネット上では彼らの素晴らしい講演を見ることができる．プレゼンテーションの参考にぜひともご覧になることをお勧めする．それを見ると，彼らの講演にはいずれも「観客に向かって情熱的によどみなく話す」という共通点のあることがわかる．講演者の中にはそもそもトークの天分に恵まれた人もいるだろうが，多くの講演では，講演者が周到に講演の準備をしたであろう様子がうかがえる．こうした講演者の熱意そのものも私たちにとって充分に参考になると筆者は思う．ところで，TEDの講演はほとんどが英語で行われており，観客と演者が一体となった独特のテンションの高さがある．シャイな日本人の講演の参考になるのか？とふと思って調べてみると，TEDxというTEDのローカライズ版のような講演会も開かれており，そこでは日本人による日本での講演も行われていることがわかった．いくつかのネットサイトを経由してそれを見ると，日本人講演者が日本人らしい抑えた抑揚で，しかし情熱的に素晴らしいプレゼンテーションを行っていた．やはり講演の質を支えるのは講演者の情熱だと筆者は再確認した．

付録① プレゼン Q&A

　本項では，羊土社に寄せられたプレゼンテーションにかかわる読者の方々の疑問について，筆者なりの考えを述べさせていただいた．しかし，紙面の都合でお答えのできる範囲がどうしても限られてしまうので，回答の末尾に記した参考となる本編の箇所も併せてご再読いただければ幸いである．

Q1 ●自分のプレゼンテーションを他人が見てどのような印象をもつのか，自分自身でよくわかりません．自分では良いと思っても他人に伝わらず，どうも周りには理解されていないように思います．

A1 ご質問は，「自分という人間を好印象に受け止めてもらいたい」ということと「自分の研究内容を好印象に受け止めてもらいたい」ということの両方の意味にとれますが，いずれにしても同様のお答えになるかと思います．プレゼンテーションに限らず，だいたい人生において「自分のことは自分でわからない」というのが真理です．どうせわからないのですから，ここは1つ，「どう思われようと構わない，ただ研究内容を淡々とわかりやすく説明しよう」ということに専念しましょう．そのときには決して「自分では『良い』」などと思わないことです．ご存知のように，研究とは本来，客観的に進められるものです．客観的に自分の研究成果を説明して，その結果，どう受け止められようが気にしないということでいかがでしょう？　ただし，「理解されていない」のは困ります．本書を参考にしていただいて，「聴者にわかっていただけるプレゼンテーション」をめざしましょう．[⇒参考：第5章-1の「誰もあなたの話など聴きたくない!?」]

Q2
- いかに印象に残る発表をするか，いつも悩みます．聴衆の目を惹きつけるにはどうすればよいでしょうか？
- プレゼンテーションで，ビッグな印象をつくれません．
- インパクトのあるプレゼンテーションはどうすればできるでしょうか？
- 聴衆を惹きつける，オーラのようなものはどのようにすれば身につくでしょうか？

A2 失礼ながら，質問者の方々は思い違いをされているのかもしれません．プレゼンテーションは手段にすぎません．「プレゼンテーションで印象づける」という考え方ではいけません．大切なのは「印象に残る，あるいはインパクトのある研究成果」をプレゼンテーションすることです．決してプレゼンテーションの技巧に走って，聴衆を印象づけようとしてはいけません．プレゼンテーションはシンプルに，わかりやすく，それだけを考えましょう．あなたの研究が，矛盾なくきっちりと進められていれば，きっと聴衆の印象にも残るでしょう．

Q3
- 聴衆の興味やレベルがわからないとき，どのようにわかりやすくプレゼンテーションすればいいのかわかりません．

A3 「事前に聴衆の興味やレベルがわからない」という事態は，学会発表ではなく大学や研究機関で個別に講演を依頼された場合などにありえます．そんなときは遠慮せずに主催者に，どのような聴衆が対象になる講演なのか事前に教えてもらってから準備をしましょう．

Q4
- 専門外の人にわかりやすくプレゼをする方法，聴者の知識水準に合わせたプレゼの組立て方がわかりません．
- 聴衆に興味をもっていただくための，イントロダクションのつくり方にコツはあるでしょうか？

A4 同じ専門領域で，経験豊富で高度な知識のある聴衆の場合は問題はないですよね．なので，聴衆が全くの専門外の人々，あるいは初学者である場合について考えてみましょう．こうした場合，プレゼンテーションの組立てをイントロダクションから考えはじめると混乱します．そうでは

なくて，最初に，少なくともわかっていただきたい最小限の Take-home message を決めましょう．次にその Take-home message を支えるための最小限の実験結果（メインメッセージ）を決め，最後に Take-home message と実験結果（メインメッセージ）を理解していただけるように，その前提となる最小限の背景をイントロダクションで述べるようにします．そのあとで，持ち時間に合わせて少しずつ肉付け（話題の取捨選択）をします．こうすることで，発表の時間的サイズを意識しながら，適切なストーリーを組み立てることが比較的容易になると思います．ぜひお試しください．

Q5
- 時間内で，より詳細にわかりやすく解説する方法があれば知りたいです．
- 制限時間内にプレゼンを終了させようとして，早口になってしまいます．どうすればいいでしょうか？
- いつも制限時間を超過してしまいます．

A5 本編でも述べましたが，クローズドの時間無制限の口演や研究打ち合わせのミーティングでもない限り，持ち時間の定められた口演で研究内容を詳細に説明するのには限界があります．「プレゼンテーションは単なる『お披露目』である」と割り切りましょう．そう考えて，決められた時間内に話すことのエッセンスを厳選しましょう．基準は発表時間1分間につきスライド1枚です．超過してもよい限界を自分の話し方に合わせて決め（私の場合は，1枚/分プラス1割までとしています），それをさらに超過するようなら躊躇せず話題や実験データを削りましょう．持ち時間を超過したプレゼンテーションは「悪」です．[⇒参考：第1章の「プレゼンテーションとパブリケーション」，第2章-2の「これだけは守っとけ大原則：持ち時間厳守」]

Q6
- 英語でのプレゼンテーション，英語での上手な表現法，英語での発表，英語での質疑応答に悩んでいます．

A6 あなたがネイティブスピーカー顔負けの英語力をお持ちでないふつうの日本人なら，お悩みは当然のことだと思います．私も，留学経験がなくて，英語にはたいへんな劣等感をもっています．それでも英語のプレゼ

ンテーションをせねばならないときには，それをやりきるために充分な準備をしましょう．原稿を書き，レーザーポインターをもって本番さながらのリハーサルを何度もやりましょう．英語のプレゼンテーションの予定が決まったら，私は日本語の場合に比べて10倍以上の時間をかけて準備をします．

　そして充分に準備をしたら，本番では英語が下手だからと卑屈にならずに，堂々と口演をやりきりましょう．日本人が英語が下手なのは当たり前なのですから，卑屈になることはありません．質疑応答はさらにたいへんですが，あらかじめ想定される質問の回答は用意しておき，想定外の質問が出，しかもそれが聞き取れないときは，「質問のポイントがわからないから，もっとシンプルに言ってくれ」とか「わからないから，あとでフロアでディスカッションさせてくれ」と，はっきりと返答しましょう．決して「Yes, Yes, …」と適当な返事をしないことです．あなたも私も，英語が下手な日本人です．お互い頑張りましょう．[⇒参考：第2章-3の「リハーサルをしよう」，第3章-3の「書くな・読むな」]

Q7
- 人前で話すことがキライなので，上手くプレゼンができません．
- 緊張して聴衆を見て話せず，スライドに目が釘付けになってしまいます．
- 緊張しすぎてアタマが真っ白になることが多く，練習していても本番で焦って早口になってしまいます．

A7 残念ながら，「緊張する（あがる）」ことについて，速効性のある対処方法を私は知りません．「しっかりと準備すること」と「自分の話（研究成果）を聴衆に伝えられる喜びを思う」あるいは「自分のトークに夢中になる」ように心がけるようにして，プレゼンテーションを楽しむように，よいように考えてみましょう．[⇒参考：第5章-1の「『あがる』という厄介な心理」]

Q8
- 少ないデータで自信満々に発表する米国風のプレゼンができません．

A8 そんなことを考える必要はありません．

Q9
- 1つのスライドにいくつもの図表を載せてしまいます．どうすればよいでしょうか？
- 1枚のスライドにどのくらいの情報を載せればよいのか，いつも悩みます．
- 自分の伝えたい情報が多すぎて，発表データの取捨選択ができません．
- 記述の細かさ・正確さとわかりやすさの両立を考えると夜も眠れません．

A9 「1枚のスライドにいくつもの図表を載せてしまう」「伝えたい情報が多すぎる」という考えは，「発表ではあれを喋りたい，これを喋りたい」という思いが強い場合に生じるのではないでしょうか？　本編で繰り返し述べている「口頭発表は話すためにあるのではなく，聴いていただくためにある」という発想で，聴衆のために発表ストーリーを組み立ててみてください．そして，前述のA4で述べたように，最小限のTake-home messageを決めてから，発表の内容を組み立てていきましょう．また，「記述が細かい」ことと「正確である」ことは同一ではありません．プレゼンテーションの場合は，不要に細かい説明は，すなわち難解な説明になってしまいます．概略をシンプルに説明する場合でも，誤解のないようにポイントを押さえて正確に説明することは可能です．細かい説明をしてしまいそうになったとき，「この説明は，研究内容を理解するうえで必要かどうか？」ということを常に自問自答しましょう．[⇒参考：第3章-3の「聴衆に考えさせるな」]

Q10
- 美術的センスがないので，図のバランスや色の使い方がよくなかったりワンパターンになったりします．
- どうも若い研究者のような思い切ったビジュアルのプレゼンテーションができません．
- 字体や色合い，全体の構成に苦労してしまいます．

A10 プレゼンのスライドやポスターがワンパターンであっても，わかりやすければ別に構わないと思いませんか？　そう考えると気が楽になるし，実際，わかりやすければいいのです．しかし字体や色合いや図のバランスが拙くて，プレゼン資料が見にくいのはいけません．そこで，使用する字体，色彩，図のパターンをいくつか試して，あなたにとって「鉄板」のパターンを2, 3種類決めてしまいましょう．2, 3種類で充分です．それを，必要なら時々改善しながら，大切に使い続けましょう．デザインの

仕事でプレゼンをするのならばいざ知らず，科学研究のプレゼンでスライドや図表をバラエティー豊かに作成する必要はないと思います．[⇒参考：第3章-2「『見やすく』を考える」]

Q11 ●スライドを素早くつくることができず，こだわり始めると，時間がかかってしまいます．

A11 基本的に，スライドの作成は時間がかかるものと思いましょう．そして，あらかじめ時間的に余裕をもってプレゼンの準備にかかりましょう．しかしそうは言っても，準備のたびごとに時間がかかりすぎるのは考えものです．スライドに時間がかかるのは，イラストやフローチャートなどのオブジェクトを配置するのに手間取るからではないでしょうか？　そこで，スライドを作成するたびに，そこで使用したオブジェクトをある程度のパーツに分解して，1つのフォルダに保存しておいてはいかがでしょうか？　そして，似たようなシチュエーションのスライドの作成が必要になったときに，そのパーツを使用するようにします．私はこの方法で，徐々にパーツを増やしていった結果，いまではほとんど新たにイラストやイメージを起こす必要がなくなりました．一度お試しください．実験データのグラフの場合は，グラフ作成ソフトのひな型機能を利用して，折れ線グラフや棒グラフなどのそれぞれでひな型を作成しておき，データ数値が変わってもほぼ同じパターンのグラフが描けるようにしてはいかがでしょう？［⇒参考：第3章-1の「つなぎスライドの役割と作成のコツ」イラストやイメージの作成や利用］

付録② 参考書・ウェブサイト・アプリケーション

　本項に，本編中で紹介した辞書，書籍，ウェブサイト，コンピュータアプリケーションを改めて収録した．参考にしていただければ幸いである．

1 辞書・書籍

- 『Oxford Advanced Learner's Dictionary 8th edition』Oxford University Press，2010 [p.11 本文で引用]

    ⇒ OALDとよばれて世界的に知られている英英辞典である．国内では『オックスフォード現代英英辞典』として旺文社から発売されている．よく使われる単語の組み合わせパターン（コロケーション）や文例が豊富に収録されている．日本語版には収録語のほか，発音音声や英作文支援のサポート機能が搭載されたDVD-ROMが付属している．

- 『微生物の狩人』ポール・ド・クライフ/著，秋元寿恵夫/訳，岩波書店，1980 [p.12 コラムで引用]

    ⇒ コラム本文でも取り上げたコッホをはじめ，パスツールや顕微鏡での微生物観察に世界で初めて成功したレーウェンフックなど，細菌学の黎明期にかかわった科学者の事績が臨場感溢れる筆致で描き出されている良書である．岩波文庫本として1980年に出版されて以来，何度か復刊されたらしいが現在は絶版中のようだ．

- 『PCRの誕生―バイオテクノロジーのエスノグラフィー』ポール・ラビノウ/著，渡辺政隆/訳，みすず書房，1998 [p.107 コラムで引用]

    ⇒ 本書は，PCRの発明と開発の経緯を追ったノンフィクションである．発明者のキャリー・マリスから距離を置いて，開発にかかわった人々の生活や葛藤，ベンチャービジネスの実態を客観的に描き出すことで，単にPCR開発の成功談に留まらない内容になっていて非常に興味深いと筆者は思うが，残念ながら本書も絶版中である．

2 ウェブサイト

- **morgueFile**（写真）（http://www.morguefile.com）
- **Clip art factory**（イラスト）（http://www.printout.jp/clipart）

  [p.57 脚注で記載]

  ⇒スライドに使うイメージ（画像）を自前で用意できない方に，イラストや写真の素材をフリーで提供してくれる，とても便利なサイトである．インターネット上には上掲のサイト以外にも，同様のサイトがたくさん存在する．しかし，「フリーダウンロード」といっても使用者に対してはさまざまなレベルの制限事項が存在したりするので，使用する場合にはそれぞれのサイトの規約を事前にしっかりと調べておこう．

- **NPO法人カラーユニバーサルデザイン機構（CUDO）**（http://www.cudo.jp）

  [p.77 本文で記載]

  ⇒さまざまな事情をもつ人の多様な色覚に配慮した社会環境を形成することを趣旨として活動されているNPO法人のウェブサイトである．サイト内には色覚のしくみ，色盲の方々の色覚を再現した色覚シミュレーションのページなどがあり，カラースライドを作成するうえでたくさんのヒントや考え方を提供してくれている．

- **Prezi**（http://prezi.com）[p.86 コラムで記載]

  ⇒上記コラムを参照のこと．

- **伝わるデザイン**（http://tsutawarudesign.web.fc2.com）
- **PosterSession.com**（http://www.postersession.com）[p.130 脚注で記載]

  ⇒学会ポスターのテンプレートが用意されているウェブサイト．「伝わるデザイン」では，スライド作成やポスター作成の基本についても言及されている．PosterSession.comはポスター作成会社によるウェブサイト．

3 コンピュータアプリケーション

- **iMindMap**（ThinkBuzan社）
- **MindManager**（Mindjet社）[p.27 脚注で記載]

  ⇒本文で紹介したマインドマップをコンピュータ上で作成するためのアプリケーションである．マインドマップ作成のフリーソフトもネット上には数多くある

ので，そちらを試してから市販品の購入を考えてもよいかもしれない．また，iMindMapには無料版もある．

- **OmniGraffle**（The Omni Group社）[p.27脚注で記載]

⇒アップル社製コンピュータ（Macintosh）用の，フローチャート作成に特化した珍しいソフトである．操作画面にある「ドロワー」にアイデアを書き込んでいくと，アイデアごとに「むにゅ」っとアイデアイメージが描画されてメインのキャンバスに現れる．さらにそれぞれのアイデアをドロワー上で階層化すると，その階層に従ってアイデアのイメージが矢印で「むにゅにゅ」っと連結されていく．まさに，自動フローチャート作成ソフトである．

- **Adobe Illustrator**（アドビ システムズ社）[p.56本文で記載]

⇒イラスト作成に特化したソフトである．作成したイメージを拡大・縮小しても滑らかな図として扱うことのできる，いわゆるドロー系のソフトとして分類される．写真のように，点（ドット）の集合物としてイメージを扱うペイント系（フォトレタッチ系）ソフトであるAdobe Photoshopとともに，画像を取り扱う際に利用される定番ソフトである．

- **PowerPoint**（マイクロソフト社）
- **Keynote**（アップル社）[p.27本文，p.58コラムで記載]

⇒上記コラムを参照のこと．

- **GraphPad Prism**（GraphPad Software社，国内販売エムデーエフ社）
- **KaleidaGraph**（Synergy Software社，国内販売HULINKS社）

[p.46脚注で記載]

⇒本文でも述べたように，表計算ソフトの定番であるExcelは科学的なグラフの表現に向いているわけではないので，上記のようなグラフ作成に特化したソフトを1つ用意しておく方がプレゼンテーションの準備にも論文作成にも何かと都合がよい．さらにこだわる方には，IGOR Pro（WaveMetrics社，国内販売HULINKS社）のような，複雑で高品位なグラフ作成，統計計算に対応したソフトもある．

あとがき

　今から1年以上前，本書執筆のお話を羊土社編集部の方から頂戴したとき，最初に筆者の頭に浮かんだのは，マーク・ピーターセン先生の英語指南書のようなプレゼン本を書きたいということであった．マーク・ピーターセン先生は名著『日本人の英語』『続・日本人の英語』『心にとどく英語』（いずれも岩波新書）を執筆された英文学者／アメリカ文化学者（だと筆者は思っているが，正確ではないかもしれない）である．これらの著作の中で，先生は映画のワンシーンや自分の周囲の出来事などのエピソードを挙げながら，日本人が誤解しやすい英語の考え方を解説するという手法をとられていた．これらの著作は辞書や文法書というカテゴリーには入らないので，英語に関する調べ物にはあまり役に立たない．しかし，掲げられたエピソードと後に続く英語表現の解説が絶妙に関連しているので，その解説が実にわかりやすく頭に残る．おかげで，英語で論文を書かねばならない立場の筆者は，この本で学んだ英語の考え方に何度も助けられた．いや，いまも助けられている．

　そこで筆者も，無謀ながらピーターセン先生に倣って，本書の執筆にあたっては関係するエピソードや考え方を導入に使って解説を進め，無味乾燥なテクニック論はできるだけ排除することにした．だから本書は，ポイントを拾い読みしてエッセンスを大づかみできるような，いわゆるプレゼンのハウツー本のような構成にはなっていない．しかし「まえがき」でも触れたように，願わくば，読者の方には，本書を読み物として楽しみながらプレゼンのヒントをつかんでいただきたい，と考えている．

　しかし，いま，校正刷りを通して全体を読み直してみると，筆者が多くの紙面を割いて書いたのは，エピソードというよりもむしろ与太話に近い．そんな印象を受けてはなはだ不安になったが，とにかくこの与太話でも，それとともにプレゼンに対する筆者の考え方を読者の方々に受け入れていただければ望外の喜びである．…どうか受け入れていただけますように…．

最後に，本書の執筆と出版にあたっては，大阪大学微生物病研究所分子細菌学分野および細胞機能分野のメンバーの方々，大阪大学大学院生命機能研究科/医学系研究科・吉森 保教授，京都産業大学総合生命科学部・加藤啓子教授，その他たくさんの方々からご協力・ご助言をいただき，また羊土社編集部の間馬彬大氏と望月恭彰氏には，企画から出版まで様々な形でご尽力・ご助言をいただいた．ここに慎んで心より感謝申し上げます．

堀口安彦

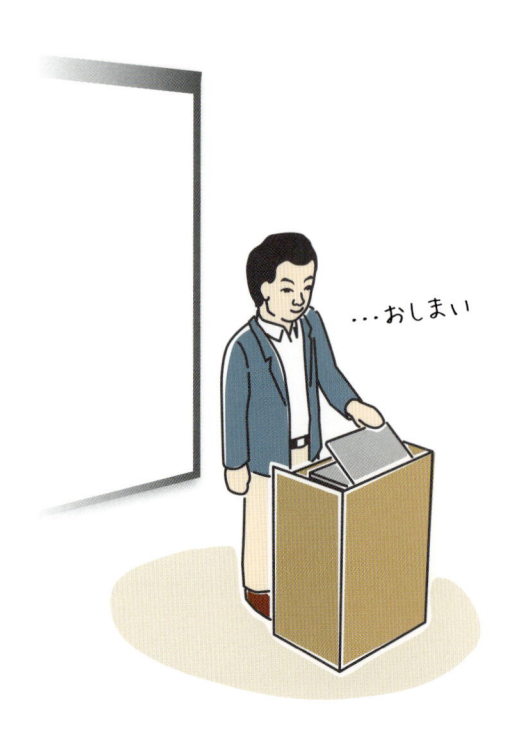

…おしまい

索引

数字

1メートルの法則 123, 128
4：3の法則 59

欧文

A0版 132
A4サイズ 139
Adobe Illustrator 56
catchy 119, 130
Excel 46
Helvetica 128
iMindMap 27
iPhone 55
Keynote 27, 46, 58
map 31
MindManager 27
Mock 95
OmniGraffle 27
PDFファイル 53
PowerPoint 27, 46, 58
Prezi 86
self-explanatory 119, 137
Take-home message 22, 115
TED（Technology, Entertainment, Design） 159
TEDx 159
Times 128
TPO（Time, Place, Occasion） 18

和文

あ行

アイコン 54
「アウトライン」機能 24
あがり症 144
あがる 144
アジェンダ 31, 54
アニメーション 29, 79
言い回し 35
イチロー 158
一般演題 19
イメージ 54
イラスト 51, 54, 122
インタラクティブ 20, 110
内輪話 113
英語でのプレゼンテーション 84
液晶ディスプレイ 76
液晶プロジェクタ 76
エピソード 143
演技力 158
演芸 34
演出力 158
演台 37
演題抄録 138
王貞治 158
大判プリンター 107, 132
おそ松くん 39
『男はつらいよ』 109
折れ線グラフ 46

か行

カード 24
街頭演説タイプ 109
書き言葉 35
箇条書き 25, 82, 98, 122
学会活動 138
学会抄録集 111
画鋲 139
カラースライド 69
カラーユニバーサルデザイン機構 77
寒色系 70
基調講演 19
揮発性 20
キャッチー 119
キャッチセールスタイプ 110
キャリー・マリス 107, 110

グラフ ……………………… 46	色覚バリアフリー ……………… 77	**た行**
クローズドセミナー ……… 18	指数の表記 …………………… 95	タイトル …………………… 31
稽古 …………………………… 34	質疑応答 ………………… 104, 148	タイマー ………………… 147
蛍光顕微鏡観察 …………… 77	実験内容の概要 …………… 120	竹田美文 ………………… 150
芸事 …………………………… 34	芝居 …………………………… 34	タモリ ……………………… 39
劇画型 ……………………… 124	市民講座 …………………… 13	段組 ……………………… 128
結果（Results）…………… 21	消化不良・意味不明 ……… 29	暖色系 ……………………… 71
結論 ………………………… 120	松竹新喜劇 ……………… 153	中堅研究者 ……………… 111
研究助成金 ……………… 142	松竹梅 …………………… 111	弔辞 ………………………… 39
研究内容 ………………… 120	冗長 ………………………… 30	直接的タイトル ………… 122
研究仲間 …………………… 36	初学者 …………………… 111	つなぎスライド …………… 43
原稿 …………………………… 34	ジョシュア・レダバーグ … 107	データスライド …………… 43
現在地 ……………………… 31	ジョブセミナー …………… 45	テーマ ……………………… 58
講演会 ……………………… 13	人事選考セミナー ………… 18	手書き ……………………… 65
考察（Discussion）… 21, 120	推敲 ………………………… 39	デューティータイム
講談 ………………………… 34	数値軸 ……………………… 47	…………………… 102, 115, 139
口頭発表 …………………… 10	スクリーン ……………… 146	テレビ出演 ………………… 13
口頭発表の準備 …………… 18	スクロール型 …………… 124	天才バカボン ……………… 39
ゴシック …………………… 65	スティーブ・ジョブズ	テンポ ……………………… 38
コピー&ペースト ……… 119	…………………………… 55, 151	トイレ …………………… 155
コピー用紙 ……………… 139	ストーリー ………………… 24	透過光 ……………………… 76
懇話会 ……………………… 13	スライドの枚数 …………… 29	導入（Introduction）… 21, 120
	スライドの横縦比 ………… 61	特別講演 …………………… 19
さ行	青黄色盲 …………………… 77	トニー・ブザン …………… 25
細菌学会 ………………… 131	赤緑色盲 …………………… 77	トピック …………………… 24
彩度 ………………………… 70	説明的タイトル ………… 122	トランジション …………… 79
材料と方法（Materials and Methods）………… 21, 120	セミランダム型 ………… 124	**な行**
次演者席 ………………… 147	全体像 ……………………… 31	ノブ ……………………… 155

は行

パーツの大きさ................62
背景................120
配色................69
話し言葉................35
パブリケーション................11, 20
浜村淳................151
班会議................142
反射光................76
凡例................89
ヒアリング................18, 45
ひな形................58
日沼頼夫................153
表................48
表計算ソフト................88
表現力................158
拾い親................144
フーテンの寅さんタイプ................109
フォント................64
不揮発性................20
藤田尚男................153
ブティック店員タイプ................110
プレゼンテーション................11, 20
プレビューセッション................142
フレンドリー................20
フローチャート................27, 51
プロット軸................89
プロットシンボル................89
分子生物学会................131
ベテラン研究者................112
ポイント数................64
棒グラフ................46
ボールド................66
ポスター説明................105
ポスターデザイン................134
ポスター発表................10, 102
ポスター発表の短所................105
ポスター発表の長所................104

ま行

マイク................147
マインドマップ................25
マクロからミクロへ................32, 85
マスター................58
マップ................31
まとめ................22
明朝................65
明度................70
メインメッセージ................22
免疫学会................131
メンター................150
目的................120
持ち時間................28
森田一義................39

や行

要約（Summary）................21, 120
予演会................36
抑揚................38

横長サイズのポスター................126
吉本興業株式会社................153
吉本新喜劇................153
吉森保................54
余白................59, 88

ら行

落語................34
リハーサル................34, 116, 142
ルイ・パスツール................12
レーザーポインター................36, 147, 149
ロゴ................130
ロゴマーク................121
ロベルト・コッホ................12
論文発表................11

著者プロフィール

堀口 安彦
(Yasuhiko Horiguchi)

1987年大阪府立大学大学院農学研究科博士後期課程修了，北里研究所，大阪大学微生物病研究所・研究生，助手，助教授を経て，2001年より同研究所教授．大学院生時代を含めて，これまで細菌性タンパク毒素の機能と構造に関する研究に従事してきた．さらに最近では，病原細菌の宿主特異性を決める因子の解析などに興味を広げている．本書出版のきっかけになったブログ（http://yasgreenrecipes.seesaa.net/）で，研究者の日常の公開を試みている．「日々の成長」を人生のテーマに掲げるが，意に反して「日々の老化」を切に感じる今日この頃である．

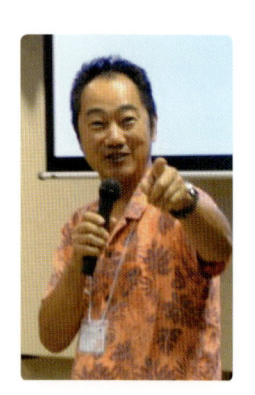

発表が楽しくなる！
研究者の劇的プレゼン術
見てくれスライド論＆よってらっしゃいポスター論と
聴衆の心をつかむ講演技術

2013年 4月10日 第1刷発行	著 者	堀口安彦
2016年 3月10日 第3刷発行	発行人	一戸裕子
	発行所	株式会社 羊 土 社
		〒101-0052
		東京都千代田区神田小川町2-5-1
		TEL 03（5282）1211
		FAX 03（5282）1212
		E-mail eigyo@yodosha.co.jp
		URL http://www.yodosha.co.jp/
ⓒ YODOSHA CO., LTD. 2013	装 幀	パント大吉
Printed in Japan	印刷所	三報社印刷株式会社
ISBN978-4-7581-0814-0		

本書に掲載する著作物の複製権，上映権，譲渡権，公衆送信権（送信可能化権を含む）は（株）羊土社が保有します．
本書を無断で複製する行為（コピー，スキャン，デジタルデータ化など）は，著作権法上での限られた例外（「私的使用のための複製」など）を除き禁じられています．研究活動，診療を含み業務上使用する目的で上記の行為を行うことは大学，病院，企業などにおける内部的な利用であっても，私的使用には該当せず，違法です．また私的使用のためであっても，代行業者等の第三者に依頼して上記の行為を行うことは違法となります．

JCOPY ＜（社）出版者著作権管理機構 委託出版物＞
本書の無断複写は著作権法上での例外を除き禁じられています．複写される場合は，そのつど事前に，（社）出版者著作権管理機構（TEL 03-3513-6969，FAX 03-3513-6979，e-mail：info@jcopy.or.jp）の許諾を得てください．

研究に役立つオススメ参考書

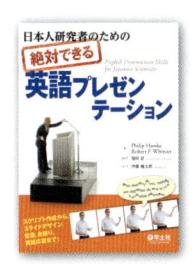

日本人研究者のための絶対できる
英語プレゼンテーション

Philip Hawke, Robert F. Whittier／著　福田 忍／訳　伊藤健太郎／編集協力

スクリプト作成・スライド・発音・身振り・質疑応答と、英語プレゼンに必要なスキル、ノウハウをこの1冊で完全網羅！ 英文例、チェックリスト、損をしない豆知識など知りたいことのすべてが詰まった指南書の決定版！

■ 定価(本体 3,600円＋税)　■ B5判　■ 207頁　■ ISBN 978-4-7581-0842-3

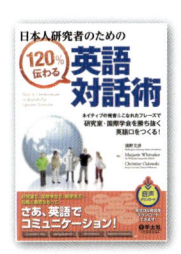

日本人研究者のための
120%伝わる 英語対話術

ネイティブの発音＆こなれたフレーズで
研究室・国際学会を勝ち抜く英語口をつくる！

浦野文彦, Marjorie Whittaker, Christine Oslowski／著

米国で活躍中の日本人研究者＆ネイティブ英語教師の強力タッグで、通じる発音のポイント、ラボ・学会で伝わるフレーズを伝授。さあ、英語でコミュニケーション！［音声ダウンロード（約90分）付］

■ 定価(本体 3,800円＋税)　■ B5判　■ 190頁　■ ISBN 978-4-7581-0844-7

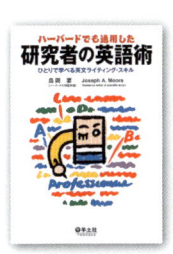

ハーバードでも通用した
研究者の英語術

ひとりで学べる英文ライティング・スキル

島岡 要, Joseph A. Moore／著

英語コミュニケーションの上達法は？ 難題解決の鍵はライティングにあった！ 実体験に基づいた、まとめる・伝える・売り込む英文作成のポイントから、代替表現、産みの苦しみの乗り越え方まで、内容充実の独習本。

■ 定価(本体 3,200円＋税)　■ B5判　■ 183頁　■ ISBN 978-4-7581-0840-9

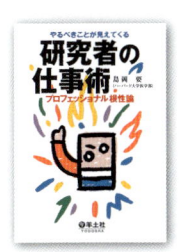

やるべきことが見えてくる
研究者の仕事術　プロフェッショナル根性論

島岡 要／著

研究者に必要なのは知識や技術力だけではない！ 時間管理力・プレゼン力など、10年後の成功を確実にするために必要な心得を、研究者ならではの視点で具体的に解説。『実験医学』の大人気連載、待望の書籍化。

■ 定価(本体 2,800円＋税)　■ A5判　■ 179頁　■ ISBN 978-4-7581-2005-0

発行　羊土社 YODOSHA

〒101-0052 東京都千代田区神田小川町2-5-1　TEL 03(5282)1211　FAX 03(5282)1212
E-mail：eigyo@yodosha.co.jp
URL：http://www.yodosha.co.jp/

ご注文は最寄りの書店、または小社営業部まで

研究に役立つオススメ参考書

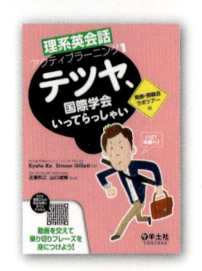

理系英会話アクティブラーニング1
テツヤ、国際学会いってらっしゃい
発表・懇親会・ラボツアー編

Kyota Ko, Simon Gillett／著　近藤科江, 山口雄輝／監

英語で質疑応答？懇親会での自然な談笑の始め方？理系ならではの場面に応じた英語フレーズが一目瞭然. 真のコミュニケーション力を身につけるため, web動画と演習で, さあ, あなたもアクティブラーニング！

■ 定価（本体 2,400円＋税）　■ A5判　■ 200頁　■ ISBN 978-4-7581-0845-4

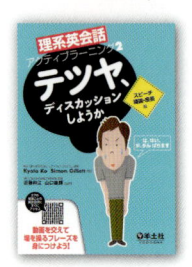

理系英会話アクティブラーニング2
テツヤ、ディスカッションしようか
スピーチ・議論・座長編

Kyota Ko, Simon Gillett／著　近藤科江, 山口雄輝／監

日常的に英会話が必要, 外国人研究者とディスカッションする, 留学する…「こうした点を踏まえると」などスムーズな会話を実現するフレーズがまるわかり. 「伝わる」英会話力を身につけましょう. web動画付！

■ 定価（本体 2,200円＋税）　■ A5判　■ 207頁　■ ISBN 978-4-7581-0846-1

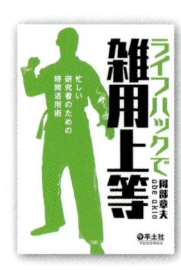

ライフハックで
雑用上等
忙しい研究者のための時間活用術

阿部章夫／著

研究時間は楽しく生み出せ！ラボを主宰するなかで著者が編み出した, 仕事の効率がぐっと上がるワザやアプリ活用法を大公開. PIになるためのノウハウも伝授します. 雑用につぶされそうなあなたに, 本書で幸せを！

■ 定価（本体 2,600円＋税）　■ A5判　■ 190頁　■ ISBN 978-4-7581-2052-4

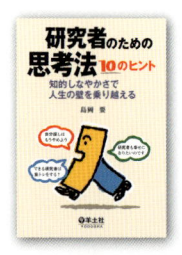

研究者のための
思考法 10のヒント
知的しなやかさで人生の壁を乗り越える

島岡 要／著

天職を探している, 創造的な研究者になりたい…誰もが抱える悩みが突破力に変わる！「研究者の仕事術」でおなじみの著者が, 社会学・心理学など複眼的視点から導いた"よく生きる"ためのポイントをわかりやすく解説！

■ 定価（本体 2,700円＋税）　■ A5判　■ 222頁　■ ISBN 978-4-7581-2037-1

発行　羊土社 YODOSHA

〒101-0052 東京都千代田区神田小川町2-5-1　TEL 03(5282)1211　FAX 03(5282)1212
E-mail：eigyo@yodosha.co.jp
URL：http://www.yodosha.co.jp/

ご注文は最寄りの書店, または小社営業部まで